Karen Margolis
Die Knochen zeigen
Rotbuch 303

Karen Margolis

Die Knochen zeigen

Über die Sucht zu hungern

Aus dem Englischen von Ricky Matejka

Rotbuch Verlag Berlin

Für Ihre freundliche Hilfe danke ich Rosie van der Beek, Niels Kadritzke, Ulf Kadritzke, Uwe Rachow, Uta Ruge, Andreas Tänzler und besonders Karin Monte und Annabelle Zinser.

1. Auflage 1985
Umschlagbild von Uwe Rachow

Gesamtherstellung: Druckhaus Neue Presse Coburg
Printed in Germany.
ISBN 3 88022 303 3

Inhaltsverzeichnis

Für Eia, Robin und Pierette

Vorwort

Ich schluchzte. Die Tränen rannen mir über die Backen und mischten sich mit dem Apfel und dem Blätterteig, den mir mein Vater in den Mund stopfte.
Neben ihm ein grauhaariger Psychiater, der ihn drängte, mir das Essen rücksichtsloser reinzuzwingen. Neben meiner Mutter ein anderer Psychiater, der sie drängte, meinen Vater aktiver zu unterstützen.
Daneben mein 19jähriger Bruder, der schockiert zuschaute, wie seine Schwester mit ihren 30 Jahren gedemütigt wurde!
Es war der adäquate Höhepunkt des dreijährigen Hungerdramas, in dem ich die Hauptrolle gespielt hatte, wobei ich offensichtlich alle in meiner Umgebung – vor allem meine Familie – in den Strudel dieser Selbstzerstörung mithineingerissen hatte. Obwohl ich unzählige Male gesagt hatte, ich will sterben, und es auch selbst geglaubt hatte, habe ich nie gedacht, daß es wirklich passieren würde. Weder in dem Willenskampf, der ausgetragen wurde, noch in dem Drama, das diejenigen Familienmitglieder und Freunde, die sich daran beteiligten, durchlebten, ging es je um Leben oder Tod.

Ich war im Hungerstreik.
Gegen meine Eltern: besonders gegen meine Mutter.
Gegen meine Zwillingsschwester: eine doppelte Bedrohung meiner Existenz.
Gegen die große jüdische Familie, die sich im Namen von Liebe und Loyalität gegenseitig erdrückt.
Gegen die Freunde, die sich nicht genug um mich kümmern konnten.
Gegen das System, das verlangte, daß ich mich der Konvention anpaßte.
Gegen das Image, das ich mir zu meinem Schutz selbst geschaffen hatte.
Ich hatte mich zum Hungern entschlossen, um all jene zu bestrafen, die versuchten, meine Kreativität zu unterdrücken, den Drang, der mich seit meiner Kindheit beherrschte, Erlebtes mitzuteilen.

Mit meiner selbsterzwungenen Auszehrung war ich erfolgreich, wo bittere Anschuldigungen und zornige Gesten versagt hatten. Die physische Anwesenheit einer zum Skelett abgemagerten Frau schockiert so sehr, daß jeder Hilfe anbietet. Der Anblick erzeugt das billigste, aber auch das vielseitigste aller Hilfsmittel: Mitleid. Sogar – oder vielleicht besonders in einer Wirtschaftskrise – versagen wenige einem Notleidenden ihr Mitgefühl. Zynischer ausgedrückt: die meisten Leute ziehen eine gewisse Befriedigung aus dem Unglück anderer und holen sich ein bißchen Dankbarkeit durch ihre Hilfe.
Also, Mitleid hatte ich in Hülle und Fülle und dazu einen ganzen Sack voll Hilfsangeboten. »Anorexisch« – das Wort schwebte durch den Raum und wurde mir als Stempel aufgedrückt, als sich meine Knochen selbst unter der dicksten Kleidung abzeichneten und meine bizarren Eßgewohnheiten bekannt wurden.
Anorexia nervosa (Magersucht) ist eine Modekrankheit. Popstars und Prinzessinnen leiden daran, hübsche Mädchen, Frauen in den Wechseljahren, und selbst – vereinzelt – Männer haben diese Symptome. Die Presse und andere Massenmedien halten es für ihre Pflicht, der Sache auf den Grund zu gehen.
Ich glaube, daß es Anorexia nervosa nicht gibt; die Mediziner haben sie ausgeheckt, um endlich eine Erklärung zu haben, warum immer mehr Menschen – hauptsächlich Frauen – ihren Zorn durch die Verweigerung der Nahrungsaufnahme zum Ausdruck bringen.
Ich bin diesen Stempel wieder losgeworden. Nicht, daß ich mich dafür geschämt hätte, aber ich habe andere, befriedigendere Wege gefunden. Ich muß nicht mehr hungern, um meinen Zorn zu zeigen.
Dabei fand ich Hungern viel leichter als all die Ehrlichkeit.
Nun fühlen sich diejenigen, die zu Hilfe geeilt sind, zurückgewiesen, meinen, ihre Freundlichkeit werde mit Füßen getreten. Sie bezichtigen mich der Manipulation und halten mich für abgebrüht.
Sie wollten, daß es mir um meinetwillen besser ginge; als es aber soweit war, wunderten sie sich, daß ich mich vom abhängigen, dankbaren Invaliden zum selbstbewußten Individualisten gewandelt hatte. »Es ist nur eine Übergangsphase«, flüsterten sie hinter meinem Rücken (nie mir ins Gesicht), »sie wird uns bald wieder brauchen!«
Der Teufelskreis von Hungern und wieder Essen, der als charakteri-

stisch für Magersucht gilt, erscheint mir oft als eine sich selbsterfüllende Prophezeiung. Du ißt, weil die anderen wollen, daß es dir besser geht. Mit der Gewichtszunahme gewinnst du auch wieder an Eigenständigkeit. Dann attackieren sie dich wieder, versuchen dich weichzumachen, indem sie all die Ängste und den Zorn, die dich zum Hungern gebracht haben, wieder wachrufen. Sie warnen vor dem Rückfall; und du hörst auf sie und hörst wieder auf zu essen.
Es gibt viele Behandlungsmethoden, diesen Teufelskreis zu durchbrechen. Nach meiner Erfahrung sind die meisten zum Scheitern verurteilt, weil sie das Phänomen behandeln, nicht die Person. Sie ersetzen die patriarchalischen Väter durch patriarchalische Psychiater, beide verkörpern aber auch matriarchalische Mütter, die eifersüchtig über ihre Ernährerinnenrolle wachen.
Dadurch, daß wir unseren Körper bis auf die Knochen reduzieren, verlangen wir, die wir den Stempel »magersüchtig« tragen, die Anerkennung unseres eigentlichen Selbst. In der Zeit, als ich weniger als 35 kg wog, habe ich mir oft gewünscht, daß mein Körper ganz verschwindet. Das hatte aber nichts mit Selbstmordgedanken zu tun, denn meinen Verstand wollte ich nie verlieren. Mein Hungerstreik war eher der Versuch, meine Gedanken und meine Erinnerungen – meine kostbarsten Besitztümer – zu schützen.
Die Kategorie »magersüchtig« erlaubte es den anderen, meinen Geist, meine Gefühle, meine Wut und meine Ansichten zu ignorieren und sich statt dessen auf meinen schwindenden Körper zu konzentrieren. Je weniger ich wurde, um so mehr sorgten sie sich. Es war so bequem für sie, ihre Schuldgefühle und ihre Verwirrung dahinter zu verstecken.

Ich schreibe diese Geschichte als eine Bitte um Verständnis.
Wer wirklich sterben will, wird immer einen Weg finden. Hungern ist nur eine Möglichkeit, und eigentlich eine zu langsame für die meisten Menschen, die die Absicht haben, sich umzubringen. Ich schreibe für die, die leben möchten, aber keine Befriedigung in ihrem Leben finden und deshalb mit einem Hungerstreik protestieren, eine der ältesten Formen politischer Aktionen. Es ist die bevorzugte Waffe ohnmächtiger Dissidenten, die Waffe der waffenlosen Kämpfer, z. B. der Suffragetten.

Ich schreibe für alle, die den Stempel »schlecht« oder »verrückt« tragen.
Ich wiege längst keine 35 kg mehr. Vielleicht bin ich verrückt. Ich bin fast sicher ein Ärgernis, und ich bin immer noch zornig. Aber jetzt kann ich das durch mein Leben und Schreiben ausdrücken.
Die Tragödie vieler Frauen ist, daß sie immer am Rande des Verhungerns leben, weil sie nicht den Mut haben, mehr als Randfiguren zu sein.

Abriß der Geschichte

Ich wies mich selbst ab, wies Essen und Liebe ab und wies – so unterernährt – meinen Körper so lange ab, bis mir überall die Knochen rausstanden.
Ich sah mich als Opfer meiner Welt, verfolgt für meine Rasse, geschlagen mit meiner Vergangenheit und unerwünscht in einer mir unwirtlichen Gegenwart.
Wer wie ich in einer jüdischen Familie aufgewachsen ist, im Schatten des Holocaust, mit dem Bild des Sündenbocks, dem sind ausgehungerte Gesichter und zum Skelett abgemagerte Menschen nichts Neues. »Du siehst aus wie ein Kind aus Belsen«, empörte sich meine Tante, als sie uns von Jerusalem aus in London besuchte. Wie konnte ich, die ich den Schrecken der Generation vor mir glücklicherweise entgangen bin, wie konnte ich mir die Rolle des Opfers zuschreiben?
Bedauern Sie mich nicht. Ich stilisierte mich zum Sinnbild eines Opfers aus einem Konzentrationslager hoch. Ein Teil von mir genoß das. Nur meine unzufriedene innere Stimme fragte immer wieder: »Warum?«
Ich suchte in meiner Entwicklung. Was war passiert, das mich Essen und Freude zurückweisen ließ? Die unzähligen Ärzte, die ich konsultierte, machten Aufstellungen über die physischen Krankheiten und meine persönlichen Beziehungen. Ach so: diese Art von Familie – jene Art von Krise; sie fanden nichts Greifbares. Für sie war ich kein Einzelfall. Ihre Diagnose: Anorexia nervosa – Magersucht; das ist praktisch eine moderne Pest. Es fiel ihnen nur zu leicht, mich – oder jemanden wie mich – als freiwillig Hungernde einzuordnen und abzutun.
Aber ein Mensch, der das Essen verweigert und die sozialen Konsequenzen auf sich nimmt, muß eigentlich über eine in sich ruhende Stärke verfügen. Man macht damit eine der machtvollsten Aussagen, die möglich sind: daß die eigenen Wünsche und Bedürfnisse grundverschieden sind von denen der anderen.
Je mehr ich meinen Körper auf seine Grundform reduzierte, um so dringender wurde die Frage: »Wer bin ich?«

Ich wurde in Harare, in Zimbabwe, geboren als es noch Johannisburg in Rhodesien hieß. Bis zu meinem neunten Lebensjahr lebten wir in Südafrika, dann emigrierten wir nach England, und ich ging in London zur Schule. Mein Vater ist in Litauen geboren, meine Mutter stammt aus einer lettischen Familie in Kapstadt. Ich habe eine Zwillingsschwester, eine jüngere Schwester und einen Bruder, der elf Jahre jünger ist als ich. Er wurde schon in London geboren.

Meine Eltern und ihre Verwandten leben in der Tradition jüdischer Geschäftsleute: Sie arbeiten hart, sind angesehen und im großen und ganzen nie sehr engagiert im öffentlichen Leben des Landes, in dem sie gerade leben. Ich habe mich auch nach dieser Tradition gerichtet; ich war in der Schule gut und habe an einer renommierten Universität Mathematik studiert. Mit 24 habe ich mein erstes Buch veröffentlicht, und eine glatte Karriere als Journalistin und Autorin lag vor mir.

Ich kann mich nicht an depressive oder sorgenvolle Phasen erinnern – weder in meiner Jugend noch während des Studiums. Wenn eine Beziehung kaputtging, litt ich unter dem üblichen kleinen Liebeskummer, aber ich habe mich immer schnell mit einem neuen Liebhaber getröstet. Ich brauchte für meine Leistungen bei meiner Arbeit oft Bestätigung und habe sie auch meist bekommen. Ich engagierte mich mit Haut und Haaren in der Politik; Freunde nannten mich die »rote Karen«, und ich hatte mich dem Feminismus ebenso leidenschaftlich verschrieben wie dem Sozialismus.

Meine Familie, mein selbstgebasteltes Image, mein soziales Engagement schienen mich zu schützen, und wenn ich doch einmal in Not war, war da immer noch die schützende Hand meiner Zwillingsschwester, mit der ich mein Leben, meine Liebe und die Wohnung teilte. Ich reiste viel, aber zu ihr konnte ich immer zurückkehren. Manchmal überwältigte mich alles: Der Druck, erfolgreich zu sein und das Leben zu genießen, wurde zeitweise zu groß. Meistens durchbrach ich diesen Kreis, indem ich in ein anderes Land floh. Wenn ich nicht wegkonnte, wurde ich zu Hause krank.

1976 war ich das erste Mal ernsthaft krank. Salpingitis – eine Eileiterentzündung – zwang mich, sechs Wochen im Bett zu bleiben. Ich hatte starke Schmerzen, aber es bereitete mir auch Vergnügen, verhätschelt zu werden und ungestört lesen und nachdenken zu können.

Es erinnerte mich an die zahllosen Mandelentzündungen meiner Kindheit, als auch keiner mit mir schimpfte, wenn ich las, soviel ich wollte.
Sogar nach meiner Genesung blieb davon etwas zurück. Die Freunde wußten, ich war anfällig, und das war eine willkommene Entschuldigung.

Anfang 1980 entschloß sich meine Zwillingsschwester, nach Kalifornien zu gehen. Einfach so.
»Ich bin ja so glücklich«, strahlte sie, »ich werde fliegen. Ich werde endlich frei sein, nie mehr arbeiten, nie mehr Termine. Nie mehr Familie. Nie mehr du«, sagte sie. Nach 27 Jahren Gemeinsamkeit keine mitternächtlichen Zwillingsgespräche mehr, kein Aneinanderkuscheln mehr, kein Bemuttern mehr. Nie mehr wieder dieses warme Eingehülltsein, das die feindliche Welt draußenhielt. Sie saß am Boden. Ich lag weinend in ihrem Schoß, sie streichelte mein Haar und sagte: »Du mußt lernen, mich gehen zu lassen!« Auf ein Automatenfoto von mir, das ich ihr mal geschenkt habe – ich hielt dort einen Blumenstrauß – hat sie draufgeschrieben: Karen – doch nicht Karen.
Bevor sie ging, erzählte sie meiner Mutter alle unsere Geheimnisse, von denen wir uns geschworen hatten, daß wir sie niemals verraten würden.
»Sei nicht böse«, sagte sie und zog mich vom Boden, wo ich lag, hoch. »Komm, tanz' mit mir!« Und sie wirbelte mich in die Melodie von »Singing in the rain«. Dann ging sie weg.
Ich begann, wie unter Zwang zu fressen. Jedenfalls schien es so. Was ich tatsächlich empfand, war eine überwältigende Gier nach Essen, um mich abzufüllen. Meine Phantasie ging weit über meine Fähigkeiten hinaus: Ich habe nie bis zum Erbrechen gegessen, noch nicht mal bis an die Grenze des Sattseins. Es spielte sich alles nur in meiner Einbildung ab; nur da aß ich, bis die ungeheure Leere in mir gefüllt war. Aber ich fürchtete diese Einbildung, denn hätte ich so viel gegessen, wie ich wollte, wäre ich fett geworden. Es wäre deutlich geworden, daß ich nicht fähig war, mich zu beherrschen. Ich fühlte, mir fehlte die Kontrolle, und ich hätte vor Kummer verrückt werden können.

Hilfe! Jemand mußte mir helfen. Ein alter Freund, ein Psychotherapeut empfahl mich an eine Kollegin. Dreimal die Woche lag ich in ihrem großen hellen Zimmer und beklagte mich: Ich bin leer, leer, leer. Nichts kann mich füllen. Ich habe ein unstillbares Verlangen nach Essen.
»Essen Sie doch«, sagte die Therapeutin.
Aber wenn ich esse, kann ich nie wieder aufhören, weil ich nicht die Befriedigung finden kann, die ich suche.
Um den Eßzwang zu bekämpfen, griff ich zu einer gefährlichen Waffe: Hungern. Es wurde zu einer Lebensweise, die ich nicht wieder lassen konnte. Das erste Mal wurde der Bann gebrochen, als ich zufällig die Gynäkologin traf, die mich wegen der Eileiterentzündung behandelt hatte. Sie sagte: »Sie sind zu dünn, und Ihre Hände sind eiskalt!« Mit einem Nasenrümpfer für die orthodoxe Psychologie diagnostizierte sie physische Gründe und wollte mich behandeln. Sie kurierte mich mit einer Wellen-Energie-Maschine. Der Erfolg dieser Maschine hängt ebenso stark vom Glauben wie von der physischen Reaktion ab.
Unterstützt von der Gynäkologin, der Psychotherapeutin und der Frau, mit der ich zusammenwohnte, tauchte ich wieder ins volle Leben ein; eine schöne Zeit voller Geselligkeit und Kreativität begann. Ich konnte zu mir sagen: »Jetzt kann ich wieder lieben!«
Bei einem Weihnachtsurlaub in Berlin lernte ich einen Mann kennen, verliebte mich und verließ kurzentschlossen London, um mit ihm zu leben. Als Fremde in Berlin fühlte ich mich völlig frei. Sorgenfrei – sorglos. Ich wurde schwanger und war zum ersten Mal in meinem Leben bereit, ein Kind zu gebären und großzuziehen. Mein Freund konnte diesen Wunsch nicht teilen. Gegen meinen Willen machte ich eine Abtreibung.
Mit dem Verlust meines ungeborenen Kindes fühlte ich auch wieder den Verlust meiner Zwillingsschwester. Mein Freund ging nach Lateinamerika, aber ihn vermißte ich weniger als das Kind, das wir hätten haben können.
Ich kehrte nach London zurück. Alles war so, wie ich es verlassen hatte. Innerhalb weniger Monate war ich wieder beim Hungern und der Angst vorm Essen. Meine Zwillingsschwester spukte in der Wohnung herum, hier hatten wir früher zusammen gelebt. Meine El-

tern, Freunde und Verwandten schwankten zwischen helfen wollen und ausgeschlossen sein, weil ich mich völlig abkapselte. Mit Schüttelfrösten, die ich nicht loswerden konnte, saß ich an der Schreibmaschine und bastelte an einem Artikel für eine medizinische Zeitschrift, in der ich gute Ratschläge gab, die ich selbst nicht befolgte. Das Schreiben, das immer meine letzte Zuflucht war, wurde mir verhaßt. Nichts machte mir mehr Freude, beklagte ich mich. Ich wollte jemanden, der sich um mich kümmerte, der zumindest die grundlegenden Dinge des Lebens für mich erledigte, wie Geldverdienen oder Heizen, und der mir half, die endlosen Tage und Nächte totzuschlagen.

Ich arbeitete pausenlos, hauptsächlich aus Angst vor finanzieller Abhängigkeit von anderen, aber auch, um die schier endlose Freizeit zu überbrücken. Wie hatte ich mir je wünschen können, der Tag möge mehr Stunden haben, damit ich meine Ziele erreiche? Was hatte ich überhaupt erreichen wollen? – Ich konnte mich nicht erinnern.

Ich konsultierte zahllose Ärzte. Ohne Erfolg: Ich wollte nicht geheilt werden.

Mit der Zeit wurde es mir zu anstrengend, einen Haushalt zu führen. Mit Erleichterung verließ ich meine Wohnung und zog zu meinen Eltern zurück, in das Zimmer, das ich als Teenager bewohnt hatte.

Zum ersten Mal in meinem Leben nahm ich die Sicherheit einer Festanstellung wahr und arbeitete als Redakteurin bei einer Wochenzeitschrift. Mein Ausstoß an Wörtern stieg in diametralem Verhältnis zu meinem Gewichtsverlust. Als eine eingeschrumpfte Figur in einem riesigen Pullover, die auf der Heizung kauerte, war ich für meine Kollegen eine ständige Quelle der Verwunderung.

Nach der Arbeit ging ich widerwillig zu meinen Eltern nach Hause; dort wartete ich aufs Einschlafen. Ich wollte nicht dort sein, in diesem Leben, aber ich konnte nirgendwo anders hin. Allein fühlte ich mich einsam. War ich in Gesellschaft, wollte ich allein sein. Ich fürchtete mich nicht vor dem Tod, obwohl ihn mir viele mit düsterer Miene vorhersagten. (Manchmal sagte ich aus Trotz, daß ich mich danach sehnte, aber ich dachte nicht im Traum an Selbstmord.)

Am meisten fürchtete ich mich vor anderen Menschen.

Ich ging wieder zu der Psychotherapeutin, aber sie kriegte keinen Kontakt zu mir. Schließlich bat sie mich – wie alle anderen –, bei einem Arzt Hilfe zu suchen. Damit hatte sie bewiesen, daß sie mir nicht helfen konnte, und ich verließ sie für immer.

Meine Augen brannten in einem eingefallenen Gesicht, meine Beine trugen mich nur noch langsam und das auch nur kurze Strecken. Immer wieder fiel ich morgens in Ohnmacht, erholte mich aber schnell, so daß ich rechtzeitig zur Arbeit gehen konnte. Wochenlang lebte ich nur von schwarzem Kaffee und Zigaretten.

Vielleicht war es der Frühling, der meinen Willen zum Leben weckte.

Vielleicht hatte ich erstmals jenes Dunkel gesehen, das alle künftigen Frühlinge verhüllen konnte.

Wie auch immer, ich hatte mich schon bis auf die Knochen reduziert, durch Hungern konnte ich mich nicht mehr steigern. Ich hatte meinen Körper, mein Innerstes, meine Freunde und meine Familie bis an die Grenzen des Erträglichen ausgereizt. Ich sah nur noch in einer extremen Maßnahme eine Chance für mich.

Ich gab den Hungerstreik ebenso freiwillig auf, wie ich ihn begonnen hatte. Ich suchte mir die Hilfe, die nötig war, gierig und schnell. Ich zwang meine Eltern dazu, nach meinen Vorstellungen mitzumachen.

Ich hatte mich und meine Welt genug gestraft. Unterernährung zehrt an der Vorstellungskraft wie am Körper. Als ich körperlich wiederhergestellt war, kehrte meine Phantasie ebenso wie mein politisches und soziales Bewußtsein zurück. Der Hungerstreik ist die Waffe einer geschwächten Existenz: Die Welt jenseits der Gefängnismauern des hungernden Ego bietet vielfältigere Protestformen.

Sonne und Planeten

Es gab eine Zeit, in der Essen und Nicht-Essen mein ganzes Leben auszufüllen schienen. Über Magersucht (Anorexia nervosa), über ihr Gegenteil, zwanghaftes Über-Essen (Bulimia) und ähnliche Eßprobleme ist viel geschrieben worden. Das weiß ich, weil ich auf der Suche nach einem Ausweg aus meinem selbstgeschaffenen Gefängnis diese Literatur gierig verschlungen habe. Die Lektüre war keine große Hilfe; wie alles andere bestärkte sie mich nur in meiner Verzweiflung.

Wenn die gesamte Existenz sich auf das Dilemma »Essen oder Nicht-Essen?« reduziert, kann man mit anderen Menschen kaum noch kommunizieren, denn kommunizieren bedeutet auch miteinander essen.

In meiner Zelle war aber für einen anderen Menschen ebensowenig Platz wie für Essen oder neue Bücher. Die Beschreibungen und autobiographischen Berichte über Magersucht konzentrieren sich meist darauf, wie die Frauen sich fühlen, wenn die Krankheit sie beherrscht, und auf die gefährlichen körperlichen Auswirkungen. Was ich suchte, aber nicht finden konnte, war eine Erklärung: Warum wollte ich nicht nur meinen Körper schrumpfen lassen, sondern auch meine Persönlichkeit, und warum wollte ich meine Vergangenheit loswerden? Am dringendsten war mir aber: Warum haßte ich andere so und fand sie so bedrohlich?

Ich fühlte mich von allen anderen so weit entfernt wie die Sonne von der Erde. Die Menschen in meiner Umgebung waren wie ferne Planeten, Lichtjahre entfernt. Um sie zu erreichen, mußte ich sehr starke Signale aussenden – ein konstantes SOS –, sonst lief ich Gefahr, von ihnen übersehen zu werden. Nichts von dem, was ich war oder erreicht hatte, schien zu genügen, um mich ihnen bemerkbar zu machen, jedenfalls nicht so, wie ich bemerkt werden wollte.

Der Hungerstreik ist deshalb so attraktiv, weil er die Aufmerksamkeit der anderen auf sich zieht, sie zwingt, sich entsprechend der Bedürfnisse und Wünsche der Streikenden zu verhalten. Wenn man Angst vor Menschen hat, ist es zu schwierig, sie direkt um etwas zu bitten. Abgewiesenwerden ist unerträglich. Aber sogar der Staat, der den Hungerstreik der Terroristen verachtet und bestraft, sieht sich immer wieder gezwungen, Bulletins über ihren Gesundheitszustand zu veröffentlichen. Den Magersüchtigen wird vielfach vorgeworfen, daß sie die Leute ähnlich manipulieren. Ich glaube aber nicht, daß sie es mehr tun als andere; nur ihr Mittel ist effektiver.

Da ich mich selbst als Sonne sah, meinte ich – ganz wie ein Kind –, daß sich die Welt um mich drehen müßte. Wir sind alle das Zentrum unserer eigenen Welt, aber ich wollte auch das Zentrum anderer Menschen sein, ohne allerdings selbst etwas zu geben. Dadurch, daß ich meine Knochen so drastisch zur Schau stellte, konnte ich auch in ihren Gedanken herausragen. Ich erinnerte sie so ständig daran, daß ich unglücklich war.

Mein Leben reduzierte sich auf ein sehr schmales Milchsträßlein im Vergleich zu dem Universum meines bisherigen Lebens. Die Umwelt registrierte ich nur, wenn es direkt um mich ging, zumal ich wußte, daß ich darüber hinaus keinen Einfluß auf sie nehmen konnte. Ich las keine Zeitungen mehr, interessierte mich nicht für aktuelle Ereignisse und lehnte all meine früheren kulturellen und politischen Aktivitäten ab.

Meine direkte Lebenswelt wurde mir immer wichtiger und meine Reaktion darauf gleichzeitig stärker. Ich merkte, daß ich das Bedürfnis hatte, mich selbst zu reinigen und mein Leben von fremden Einflüssen zu befreien. Ich versuchte mein innerstes Selbst zu finden, das durch mein selbstgeschaffenes Image und das Bild, das andere von mir hatten, verdeckt wurde.

Da ich ja in einem Schneckenhaus lebte, sah ich damals weder, wie andere mich beeinflußten, noch welche Beziehungen ich zu ihnen hatte. Ich beklagte oft, daß ich kein Gefühl für mich selbst hatte und auch für andere nichts empfinden konnte. Leere nannte ich diesen Zustand. (Nicht Hunger: den kannte ich nicht.)

Merkwürdig – ohne die anderen hätte ich sicher vieles anders gemacht. Nein, niemand hat mich zum Hungern gezwungen, aber nachdem ich einmal angefangen hatte, fand ich reichlich Unterstützung. Zum ersten Mal in meinem Leben benahmen sich die Menschen so, wie ich es mir immer gewünscht hatte. Mit meinem begrenzten Horizont konnte ich nicht erkennen, daß es sich genau umgekehrt verhielt: Ich war so, wie sie mich wollten – eine reduzierte Persönlichkeit, passabel, aber keineswegs bedrohlich. Kurz gesagt: ein harmloses Kind.

Die Gefängniszelle des Hungerstreikenden beherbergt nicht nur das hungernde Opfer, sondern auch die Umwelt. Wenn der Hungernde ausbrechen will, muß sich die Umwelt ändern, sie muß Zugeständnisse machen. Hilfe oder Zwangsernährung sind keine Zugeständnisse, sondern aufgezwungene Lösungen.

Um meinen Streik aufgeben zu können, mußte ich erst wieder lernen, die Menschen um mich herum wahrzunehmen und zu verstehen, daß manche mich in eine Rolle zwängen wollen, die ich nicht spielen kann, und andere meine Selbständigkeit unterstützen und meine Gefühle teilen. Hungerstreik ist auf jeden Fall ein Prozeß, der an den Kräften zehrt, und es gibt sicher bessere Möglichkeiten, politisch Einfluß zu nehmen; solche, die einem sogar noch Kräfte für den nächsten Kampf geben.

Ich beschreibe mein Verhältnis zu anderen so genau, weil viele Freunde und Bekannte so gut zu wissen glaubten, wo der Fehler lag. »Sieh doch, was du dir antust!« sagten sie und sahen nicht, daß ich es ihretwegen tat. (Die einzige Ausnahme war meine Mutter; sie war fest davon überzeugt, daß mein Streik einzig gegen sie gerichtet war, um ihr das Prädikat »gute Mutter« streitig zu machen.)

Meine Rolle ist klar. Ich möchte herausfinden, wie die Leute in meiner unmittelbaren Umgebung sich verhielten, also meine Familie, Freunde, Liebhaber, Medizinmänner und Arbeitskollegen.

*Familien-Verribles**
Ein Drama in 5 Akten

Die gesamte Handlung spielt in einer Eßküche eines Hauses in der Londoner Vorstadt.

Mitwirkende *Mutter*
Vater
Erste Zwillingsschwester
Zweite Zwillingsschwester
Dritte Schwester
Kleiner Bruder
Mitbewohnerin der einen Zwillingsschwester

1. Akt. 1967

(Die Familie ist um den Eßtisch zum Abendessen versammelt. Die Mutter steht am Herd und trifft die letzten Vorbereitungen.)

VATER Beim Nachhausekommen hab ich vom Fahrrad aus eine interessante kleine Szene beobachtet . . .

MUTTER *(unterbricht ihn)* Vater, kommst du bitte und tranchierst das Huhn?

ZWEITER ZWILLING *(flüstert zum Ersten Zwilling)* Oh, schon wieder Gummiadler. Heute heiß, morgen kalt mit Roggenbrot, gehackter Leber und Haimistra Gurken; und übermorgen Hühnersuppe mit gehackter Leber und grünem Salat.

ERSTER ZWILLING *(flüstert auch)* Pst . . . sie hören dich doch, gibt bloß wieder Streit.

(Mutter bringt einen kleinen Teller mit Hühnerfleisch für den kleinen Bruder, legt etwas Gemüse dazu und bindet ihm sein Lätzchen um.)

**Verribles* ist ein jiddisches Wort für Auseinandersetzungen und Kräche in der Familie.

MUTTER Ich habe im Radio eine Sendung von dieser Expertin für Kindererziehung gehört – die, die damals in der Grundschule die Tests mit den Zwillingen gemacht hat. Die hat sich übrigens inzwischen einen recht guten Namen gemacht. Aber ich bin der Meinung, daß etwas liebevolle Fürsorge mit einem Schuß gesundem Menschenverstand einen immer noch weiter bringen als all die psychologischen Forschungen.

(Vater bringt den Teller mit dem ausgelösten Geflügel.)

MUTTER Erster Zwilling, du kriegst den Flügel und etwas von dem dunklen Fleisch, wie immer. – Kleiner Bruder, wenn du deinen Teller nicht aufessen kannst, laß ihn stehen, aber schieb nicht immer alles auf Papas Teller.

(Sie häuft Gemüse auf den Teller des Ersten Zwillings und gibt ihn ihr.)

Zweiter Zwilling, du kannst wie üblich eine Keule haben, und du, Dritte Schwester, die andere.

DRITTE SCHWESTER Ich hätte aber lieber Brust, warum muß ich immer Keule essen?

MUTTER Du weißt, daß ich gerne etwas Brust für Vaters Sandwiches morgen früh aufhebe.

VATER Ach komm, gib ihr ein bißchen, ich kann morgen statt dessen Salami essen.

ZWEITER ZWILLING *(flüstert zum Ersten Zwilling)* Schmeckt sowieso alles gleich ... es geht ihr nur darum, zu beweisen, daß sie ihren Kopf ohne Streit durchsetzen kann, weil sie die Gute Tochter ist.

VATER Irgendwas los, Zweiter Zwilling?

ZWEITER ZWILLING *(lächelt)* Nein ... nichts.

VATER Dann hört auf zu flüstern. Wir wollen ein gemeinsames Gespräch an diesem Tisch. *(nimmt sich Brot)* Also, ich wollte euch noch erzählen, was ich beim Nachhausekommen gesehen habe ...

MUTTER *(schneidet Brustfleisch für sich ab)* Na, wie schmeckt's? Ist es so gut wie sonst?

ERSTER ZWILLING Das Huhn sieht etwas merkwürdig aus. Sind so komische Blasen im Saft und ums Fleisch.

MUTTER Willst du dich beschweren, daß es schon wieder Huhn gibt? Du weißt doch, wie praktisch das ist, weil ein Vogel für viele Mahlzeiten reicht. Ich habe wirklich Besseres zu tun, als den ganzen Tag am Herd zu stehen und zu grübeln, welche Delikatessen ich euch Bande wieder kredenzen könnte. Du hast ja keine Vorstellung, was es bedeutet, den ganzen Haushalt alleine zu machen. Und glaube mir, ein Dreijähriger ist ein Ganztagsjob. Schließlich haben wir kein Kindermädchen mehr, wie damals in Südafrika.

VATER Warte mal einen Moment, Mutter. Ich glaube, Erster Zwilling hat recht. Irgend etwas stimmt da nicht ... Das Öl, in dem du das Huhn gebraten hast, riecht wie Waschmittel ...

ZWEITER ZWILLING Ich weiß, was dir passiert ist! Du hast die beiden großen Kannen mit Öl und Spülmittel verwechselt ... *(lacht)* .. Du hast ein ganzes Huhn und Röstkartoffeln in Seifenlauge gekocht.

(Die Töchter lachen alle. Kleiner Bruder stimmt mit ein und wirft seinen Löffel auf den Tisch. Mutter starrt auf ihren Teller.)

VATER Ruhe, Kinder! Eure Mutter hat immer so viel Arbeit mit euch und kann sich nie auf eine Sache konzentrieren; kein Wunder, daß da mal was schiefgeht!

MUTTER *(seufzt)* Na schön. Das bestätigt ja nur, was sie ohnehin von mir denken: eine arme alte Närrin. Vielleicht können wir etwas von dem Fleisch unter der Haut retten.

ZWEITER ZWILLING Unmöglich! Die Haut ist porös; das Zeug hat sich hineingesaugt, das kriegt man nie mehr raus. Am besten wirfst du das Ganze weg.

VATER Du hast deiner Mutter nicht vorzuschreiben, was sie zu tun hat ... du glaubst, du weißt immer alles besser. So, Mutter, nun ärger dich nicht mehr! Wir können jetzt gehackte Leber und Gurke essen, und morgen lade ich dich zum Italiener ein. Die Schwestern können mal ein paar Stunden auf den Kleinen aufpassen.

(Die Mutter geht zum Eisschrank und holt Gurke und Leber.)

ZWEITER ZWILLING Es ist wirklich komisch. Es erinnert mich an damals, als du doppeltkohlensaures Natron statt Backpulver in die Kekse getan hattest und uns dann einreden wolltest, die Dinger müßten so hart sein.

VATER Zweiter Zwilling, jetzt reicht's! Unsere gemeinsamen Mahlzeiten sind nicht dazu da, daß du hier zu deinem Vergnügen einen Streit vom Zaun brichst. Ich habe einen harten Arbeitstag hinter mir und keine Lust, mir jetzt auch noch zu Hause so ein Revoluzzer-Geschwätz anhören zu müssen.

(Die Familie beendet das Essen; die Schwestern spülen gemeinsam und gehen nach oben.)

MUTTER Die Zwillinge regen mich wirklich auf – immer müssen sie sich gegen mich zusammentun. Und jetzt macht auch noch Dritte Schwester mit. Du kriegst davon ja nichts mit hinter deinem Schreibtisch im Büro, während ich versuchen muß, mit diesem Irrenhaus fertig zu werden.

VATER Ist ja nur eine Übergangsphase, dauert nicht mehr lange und sie sind erwachsen und aus dem Haus, sogar Kleiner Bruder ... und dann wirst du wahrscheinlich hier sitzen und mir erzählen, wie sehr du sie vermißt.

MUTTER Kleiner Bruder, komm her und laß dich umarmen. Du bist doch der einzige, der mich liebhat, nicht wahr?

(Sie hebt den Jungen auf ihren Schoß und küßt ihn.)

2. Akt. 1968

(Die Familie ist zum Abendessen um den Eßtisch versammelt. Die Mutter steht am Herd und trifft die letzten Vorbereitungen.)

VATER Als ich heute mit meinem Rad nach Hause gefahren bin, habe ich die Statuen vor Whitehall genau studiert.

MUTTER Vater, kommst du bitte und tranchierst das Huhn?

ERSTER ZWILLING *(mit gedämpfter Stimme zum Zweiten Zwilling)* Laß dich bloß nicht mit dem Buch auf dem Schoß erwischen – du weißt, es macht sie rasend.

ZWEITER ZWILLING *(wispert auch)* Aber wie soll man denn die Langeweile beim Essen ertragen? So hör ich wenigstens nicht, was geredet wird.

MUTTER *scharf)* O. K., ihr zwei, hört auf zu wispern. Wenn ihr etwas zu sagen habt, sagt es laut. Dazu sind gemeinsame Mahlzeiten da.

(Mutter bringt einen Teller mit Essen für Kleinen Bruder und fängt dann an, das Essen für die anderen zu verteilen.)

MUTTER Also, Flügel für Ersten Zwilling, Keule für Zweiten Zwilling, Brust für mich und Dritte Schwester, Keule und etwas Brust für Vater. *(sie wendet sich an Vater)* Liebling, möchtest du das Hühnerklein?

KLEINER BRUDER Mami, Zweiter Zwilling liest schon wieder unterm Tisch.

ZWEITER ZWILLING Du alte Petze ... nach dem schönen Spaziergang nach Hampstead Heath und dem Eis, das ich dir gar nicht hätte spendieren dürfen, müßtest du eigentlich zu mir halten ...

VATER Hör auf zu meckern. Stimmt das, Zweiter Zwilling? Hast du wirklich wieder ein Buch unterm Tisch?

ZWEITER ZWILLING *(trotzig)* Ja, ich wollte nicht aufhören zu lesen, aber ihr besteht ja immer darauf, daß ich zum Abendessen herunterkomme, also könnt ihr euch auch nicht beklagen, wenn ich mein Buch mitbringe.

VATER *(wird ärgerlich)* Ich habe jetzt genug von deinen Frechheiten. Was glaubst du, wessen Haus das ist? Du solltest etwas Respekt haben vor der Arbeit, die deine Mutter für euch ins Kochen steckt.

ZWEITER ZWILLING Ist nicht viel Arbeit, ein Huhn aus der Gefriertruhe ins Rohr zu schieben und tiefgefrorenes Gemüse aufzutauen. Von einem Freund habe ich ein Buch über makrobiotisches Essen, da steht, daß bald alle Menschen wegen der Konservierungsstoffe in der Gefrierkost an Krebs sterben werden.

MUTTER Jetzt reicht's mir. Du hast meine Kocherei bis heute überlebt, es gibt keinen Grund, mir mit solchen Vorwürfen zu kommen.

VATER Ich habe es auch satt, mir immer die dummen Ideen der Gojim anzuhören, mit denen du glaubst, dich herumtreiben zu müssen. Natürlich lachen die über unsere Familientradition, weil die keinen Schimmer haben, wie sehr eine jüdische Familie zusammenhalten muß. Du hast auf mich zu hören, nicht auf die! Ich warne dich, eines Tages wird einer von denen, die du deine Freunde nennst, sich umdrehen und dich eine verdammte Jüdin schimpfen.

ERSTER ZWILLING Das werden sie ganz bestimmt nicht tun! Dazu sind sie viel zu intelligent ... Antisemitismus ist heutzutage unmodern in England.

MUTTER Steh du ihr nicht auch noch bei! Es hängt mir zum Hals raus, wie ihr beide immer zusammenhaltet. Wie auch immer, was ist das überhaupt für ein Buch, Zweiter Zwilling, das du so interessant findest, daß du es nicht weglegen kannst?

ZWEITER ZWILLING Es ist von einem Psychiater und heißt »Sanity, Madness and the family« (Normale, Verrückte und die Familie) – und die Mutter in jedem dieser Fallbeispiele ist eine gute Beschreibung von dir.

VATER Geh auf dein Zimmer, bevor ich dich verprügle!
(Steht auf, geht drohend auf sie zu. Sie ergreift ihr Buch und verschwindet blitzschnell.)

MUTTER *(seufzt)* Ich weiß wirklich nicht, was wir falsch gemacht haben. Sie hat hervorragende Zeugnisse, und in der Schule ist sie eine völlig andere. Die Lehrer würden sie zu Hause nicht wiedererkennen.

VATER Es liegt nur an diesen Gojim, mit denen sie andauernd herumhängt. Die setzen ihr nichts als Flausen in den Kopf. Als sie noch in den jüdischen Jugendclub ging, gab's nie solchen Ärger.

DRITTE SCHWESTER Aber Vater, da war's so langweilig. Die Jungs haben über nichts anderes geredet als über ihre Barmitsvah-Geschenke, und wir konnten dazu nichts sagen, weil Mädchen keine Barmitsvah haben.

VATER Jetzt fang du nicht auch noch an, Zweiten Zwilling zu unterstützen. Ich habe gedacht, wenigstens du wüßtest es besser.

MUTTER Nun beruhigt euch alle wieder. Ich glaube, daß das Problem mit Zweitem Zwilling ganz woanders liegt, und ich möchte dieser Geschichte Einhalt gebieten, ehe es zu spät ist. Sie scheint zu glauben, daß Bücher einem alles über das Leben sagen können; und sie zitiert immer daraus, um mich zu widerlegen. Als ob ich nicht mehr Erfahrung hätte als sie. Es ist eine typische Teenagerrevolte. Aber da sie ja schon immer ein Problem war, werde ich mal versuchen, sie irgendwie zu einem Psychiater zu kriegen. Natürlich nicht zu einem von diesen modischen Typen, deren Bücher sie liest, sondern zu einem, der versteht, was Mütter von Teenagertöchtern auszustehen haben. So, und jetzt eßt auf; ich möchte mit dem Abwasch fertig sein, bevor um fünf vor halb neun die Serie auf BBC II anfängt.

3. Akt. 1972

(Die Mutter steht am Herd. Erster Zwilling sitzt am Tisch und zeichnet Zweiten Zwilling, die die Abendzeitung liest. Dritte Schwester macht Hausaufgaben, Kleiner Bruder wartet auf sein Essen.)

DRITTE SCHWESTER Wirklich, Mutter, ihr kommt zu spät, wenn du dich nicht bald fertig machst. Ich habe dir doch schon gesagt, daß wir Kleinem Bruder sein Essen geben können, schließlich gehört nichts dazu, eine tiefgefrorene Pizza ins Rohr zu schieben.

MUTTER Das ist meine Sache. Ich will sicher sein, daß er ordentlich gegessen hat, bevor ich gehe. Schlimm genug, daß ich ihn euch anvertrauen muß; mir graut schon bei dem Gedanken, was sich alles abspielen wird, wenn wir weg sind. Wahrscheinlich ladet ihr euch alle eure Jungs hierher ein.

ZWEITER ZWILLING Wenn man dir zuhört, könnte man meinen, wir seien erst zwölf. Erster Zwilling und ich gehen schon aufs College, und andere Frauen haben, mit fast 20, längst ihr Elternhaus verlassen, sind verheiratet und haben eigene Kinder.

VATER *(kommt rein, während sie das sagt)* Solange du in meinem Hause lebst, wirst du auf mich und deine Mutter hören. Wenn du deine eigene Wohnung hast, kannst du tun, was du willst. Aber denk immer daran, ich bin derjenige, der dein Studium finanziert. Ohne uns könntest du diese wunderbare Ausbildung nicht machen, die dir so sehr das Gefühl gibt, überlegen zu sein. Denk daran, auch deine Mutter und ich haben früher studiert.
So, Mutter, komm und mach dich fertig, sonst kommen wir zu spät.
(Geht raus, Mutter folgt ihm, nachdem sie Kleinem Bruder die Pizza vorgesetzt hat.)

DRITTE SCHWESTER Ihr zwei habt's gut, ihr werdet hier bald draußen sein. Ich gehe auf keinen Fall in London auf die Uni, ich bewerbe mich für eine Campus-Universität.

ZWEITER ZWILLING Was glaubst du, wie verzweifelt wir schon überlegt haben, wie wir hier rauskommen könnten. Mir steht's bis hier, daß ich nachts immer auf die knarrende Treppe aufpassen muß, nur damit sie nicht bemerken, daß ich erst um 5 Uhr nach Hause gekommen bin. Und ich finde, daß sie kein Recht haben, uns wie Kinder zu behandeln, nur weil sie das College für uns bezahlen. Vater muß noch nicht mal alles bezahlen, sondern nur einen Anteil dazugeben. Außerdem gibt er uns weder das Geld für Bücher noch für Fahrkarten, obwohl er das eigentlich müßte. Diesen Sommer werde ich mir mein Geld wieder in der Bibliothek verdienen müssen, anstatt wie alle anderen durch Europa zu trampen.

DRITTE SCHWESTER Was wollen wir essen, wenn sie gegangen sind? Wie wär's mit Beefburgers. Wir könnten Cheeseburger machen.

KLEINER BRUDER *(den Mund voller Pizza)* Ich will auch Cheeseburger.

DRITTE SCHWESTER O. K., du kriegst welche, wenn du versprichst, den Eltern nichts zu sagen. Du weißt ja, daß sie es nicht ausstehen können, wenn wir Fleisch mit Käse essen *(steht auf und bereitet das Essen vor)*.

VATER *(kommt rein)* Was ist da im Grill? Komischer Geruch!

DRITTE SCHWESTER Nur ein paar Beefburger. Wir wollten keine Pizza, weil ich erst gestern eine gegessen habe.

VATER *(geht zum Grill)* Ihr habt ja Käse drauf! Versucht ihr, mich absichtlich zu reizen, indem ihr Fleisch und Milch zusammen kocht?

DRITTE SCHWESTER Ich mach's ja nur, weil die Burgers sonst nach nichts schmecken.

VATER Ich bin an deinen Erklärungen nicht interessiert. Dies ist mein Haus, und solange du hier lebst, hältst du dich an meine Regeln. Und das heißt: kein Fleisch mit Milch. Wirf das Zeug weg.

(Dritte Schwester steht auf, um das Essen wegzuwerfen.)

ZWEITER ZWILLING Ich verstehe überhaupt nicht, warum du dich so aufregst. Du hältst dich ja auch nicht an die Speisegesetze. Wir haben Dosen mit Krabben und Muscheln im Schrank, und die sind ebenso verboten. Das Gesetz sagt: nur Fische mit Flossen und Schwänzen. *(geht zum Vorratsschrank)* Hier, ich zeig' dir dieses Glas mit Muscheln und du zeigst mir die Flossen und den Schwanz.

VATER *(greift nach einem Küchenmesser)* Du hältst jetzt deinen Mund, Mädchen, oder du wirst es bereuen.

(Erster Zwilling versucht, dem Vater das Messer wegzunehmen.)

VATER Laß mich das mit ihr abmachen. Misch dich nicht ein. Ich werde so ein Benehmen in meinem Haus nicht dulden. Hab etwas Respekt vor deinen Eltern.

(Er legt das Messer weg. Zweiter Zwilling bringt sich in Sicherheit.)

ZWEITER ZWILLING Ich wollte nicht respektlos sein. Ich kann nur nicht einsehen, warum es ein Gesetz für dich und ein anderes für uns gibt und warum du das nicht sachlich besprechen kannst.

VATER *(springt auf sie zu, packt sie am Hals)* Kein Wort mehr.

(Mutter kommt dazu, fertig zum Ausgehen.)

MUTTER Warum brüllt ihr denn so? Vater, laß sie los!

(Er tut es. Zweiter Zwilling flüchtet hinter ihm ins Vorzimmer, gefolgt von Erstem Zwilling, die sie tröstend umarmt.)

ERSTER ZWILLING O. K., wir gehen. Wir bleiben nicht hier, wo man uns tätlich angreift. Seht euch nur Zweiten Zwilling an. Sie zittert, wie damals, als Kind, wenn Vater drohte, sie zu suchen und zu verprügeln.

(Sie ziehen ihre Mäntel an und gehen.)

MUTTER Nun ist unser schöner Ausgehabend dahin.

DRITTE SCHWESTER Ihr könnt immer noch gehen, ich paß allein auf Kleinen Bruder auf.

MUTTER Wie könnten wir? Wie sollten wir uns nach diesem Auftritt amüsieren? Sieh dir bloß deinen Vater an: Weiß wie die Wand ist er! Ihr Mädchen seid noch mal sein Tod. Ihr schafft es aber auch, einem jedes Vergnügen kaputtzumachen *(nimmt den leeren Teller von Kleinem Bruder)*.

Guter Junge! Hast alles aufgegessen! Möchtest du Yoghurt oder Mousse au Chocolat als Nachtisch? Ich muß wohl jetzt für uns drei ein Abendessen machen, dabei habe ich mich so sehr aufs Ausgehen gefreut *(seufzt, während sie die Tiefkühltruhe öffnet)*.

4. Akt. 1980

(Zweiter Zwilling, Mitbewohnerin, Dritte Schwester, kleiner Bruder und Vater sitzen am Tisch. Mutter steht am Herd und trifft die letzten Vorbereitungen.)

MUTTER Jetzt, da ich weiß, daß du kein Fleisch mehr ißt, Zweiter Zwilling, habe ich dir etwas besonders Gutes zum Geburtstag gemacht: Regenbogenforelle mit Mandeln und Petersilie, und anschließend gibt's eine Cremetorte vom Bäcker um die Ecke. Ich konnte die 28 Kerzen nicht unterbringen, deshalb habe ich nur eine symbolisch draufgesteckt. *(zur Mitbewohnerin)* Sie sind auch furchtbar dünn, allerdings nicht ganz so schlimm wie Zweiter Zwilling. Machen Sie auch diesc verrückte Diät, wo man tagelang nichts essen darf?

MITBEWOHNERIN Nein, ich esse eigentlich ganz schön viel; ich bin einfach von Natur aus dünn.

VATER Ich nehme an, Sie haben es auch aufgegeben, Zweiten Zwilling zum Essen zu überreden.

MITBEWOHNERIN Ich mische mich nicht in ihre Angelegenheiten. Außerdem arbeite ich meist bis spät in die Nacht, und wir sehen uns höchstens noch kurz vorm Schlafengehen.

MUTTER Das hat alles angefangen, als Erster Zwilling weggegangen ist; sie war auch ein bißchen verrückt. Meine Freundin in Kalifornien hat mir geschrieben, daß sie sich dort sehr merkwürdig benommen hat: ganz anders als sie es von meiner Tochter erwartet hätte.

ZWEITER ZWILLING Mutter, hör auf – es ist mein Geburtstag!

MUTTER *(bringt einen Teller mit Fisch, Kartoffeln und anderen Gemüsen und stellt ihn vor Zweiten Zwilling)*. So, hier hast du, und iß alles schön auf, Geburtstagskind. Dann kann wenigstens niemand sagen, du bekommst kein gutes Essen, wenn du zu Mutter nach Hause kommst.
(Sie bedient die anderen.)

ZWEITER ZWILLING Ich schreibe jetzt für ein Wochenblatt über Sexualität.

VATER Das kannst du uns später erzählen. Iß jetzt, du hast noch keinen Bissen angerührt.

MUTTER *(holt sich einige Gräten aus dem Mund)* Ja, iß auf. Schau, deiner Mitbewohnerin schmeckt es offensichtlich. *(wendet sich an die Mitbewohnerin)* Schmeckt Ihnen mein Essen? Dann versuchen Sie doch, Zweiten Zwilling zum Essen zu überreden. Ich habe es extra für sie gemacht, weil sie gesagt hat, sie würde nur Fisch essen. Sonst hätte es nämlich mein Geburtstagshuhn gegeben.

DRITTE SCHWESTER Ich muß sagen, ich mache mir auch Sorgen um Zweiten Zwilling. Freunde, die sie kennen, fragen mich immer wieder, was mit ihr los sei. Als ob ich was damit zu tun hätte ... Es ist peinlich, vor allem nach dem Ärger, den Erster Zwilling hier noch vor ihrer Abreise nach Kalifornien verursacht hat.

MUTTER Ich glaube, sie ißt absichtlich nichts, um mich zu ärgern. Na, komm, probier ein paar Mandeln, ich weiß doch, wie gerne du sie magst ... Ja, die Zwillinge waren immer ein Problem, sie waren sich zu nah, es mußte ja mit Tränen enden. Und ich sage immer, wenn ihr zwei euer Elternhaus verlassen hättet, wie es sich gehört, statt direkt zu eurem Sozialamt an der Uni zu stürzen und denen Lügen aufzutischen, wie schlecht wir euch behandeln würden. Nur weil ihr ein Stipendium wolltet ...

ZWEITER ZWILLING Bitte, Mutter, du verdirbst mir den Appetit. Ich bin nicht hierhergekommen, damit du mich ausschimpfst.

VATER Deine Mutter hat nicht geschimpft; sie war sehr sachlich. Irgendwas stimmt mit dir nicht, seit du dieses Haus verlassen hast. Ich versteh nicht, warum du gerade so ein Leben führen mußt und solche Freunde haben mußt ... Wir haben dir doch alles geboten, was du wolltest oder brauchtest.

MUTTER Laß uns das Thema wechseln. Mitbewohnerin, haben Sie schon gehört, wie gut Kleiner Bruder bei seinen Prüfungen abgeschnitten hat? Er kommt offensichtlich nach seinem Vater mit seiner Begabung für die Wissenschaft.

DRITTE SCHWESTER *(zu Vater)* Ich muß dir noch von der Wirtschaftskonferenz in New York erzählen, zu der ich fahren werde. Vielleicht kennst du ein paar von den Leuten.

MUTTER *(seufzt)* Nun, ja, ich fürchte, es ist uns nicht gelungen,

Zweiten Zwilling zum Essen zu bewegen. Du bist diejenige, die leiden wird, nicht wir. Es ist nicht gesund, so dünn zu sein, und wenn dann der Winter kommt...

ZWEITER ZWILLING Ich kann schon auf mich aufpassen, nur keine Sorge.

VATER Wir würden uns auch nicht sorgen, wenn du bewiesen hättest, daß du erwachsen bist. Aber ich sehe das nicht.

MUTTER *(zur Mitbewohnerin)* Ich war so stolz darauf, drei Töchter zu haben. Und obwohl ich eine abgeschlossene Berufsausbildung habe, fühlte ich immer, daß das Kreativste, was ich je gemacht habe, meine vier Kinder waren. Ich stellte mir vor, daß meine Töchter und ich richtig gute Freundinnen würden, daß wir miteinander lachen und uns auf jedes Wiedersehen freuen würden. Stattdessen machen sie mir immer noch Sorgen – in einem Alter, da sie längst schon selber Kinder haben sollten und ich die Rolle der Großmutter genießen könnte, die ihre Enkel verwöhnen darf, ohne für sie verantwortlich zu sein.

MITBEWOHNERIN Ich glaube nicht, daß die Zwillinge Kinder haben wollen...

MUTTER Das ist es ja! Sie wissen nicht, was sie wollen. So, und jetzt gehen wir alle ins Wohnzimmer und essen die Geburtstagstorte. Du mußt ein Stück davon probieren, Zweiter Zwilling, sonst ist es kein ordentlicher Geburtstag!

(Mutter und Vater räumen den Tisch ab, alle anderen gehen raus.)

VATER Es hat keinen Zweck, sie weiter zu bedrängen. Sie ist entschlossen, etwas zu beweisen.

MUTTER Ja, das ist wahr. Aber sie will es auf meine Kosten beweisen, um allen zu zeigen, was ich für eine schlechte Mutter bin. Die ganze Verwandtschaft ruft ständig an und will wissen, was ich eigentlich für sie unternehme ..., als ob ich je irgendeinen Einfluß auf sie gehabt hätte. Sie war immer trotzig und ist ihrer Wege gegangen.

(Mutter trägt das Tablett mit der Geburtstagstorte und den Kaffeetassen ins Wohnzimmer. Vater poliert in der Küche die Weingläser.)

5. Akt. 1982

(Vater, Zweiter Zwilling und kleiner Bruder sitzen am Tisch. Die Mutter steht am Herd und trifft letzte Vorbereitungen für das Essen.)

VATER Auf dem Nachhauseweg hat mich heute ein Taxi fast vom Rad gestoßen ...

MUTTER Vater, kommst du, bitte, und tranchierst das Huhn? Ich nehme an, du ißt wieder nichts, wie immer. *(seufzt)* In den fünf Monaten, seit du wieder bei uns bist, hattest du, glaube ich, nur zweimal die Gnade, mein Essen anzurühren.

ZWEITER ZWILLING Nein, ich möchte ein weiches Ei. Ich werde es mir selber machen.

MUTTER Nein, ich mach es dir. Ich kann es nicht leiden, wenn irgend jemand anderer hier herumwirtschaftet, während ich das Essen vorbereite.

VATER *(während er tranchiert)* Na, Zweiter Zwilling, wie geht's im Verlag?

ZWEITER ZWILLING Heute hat mir die Verlegerin eine Festanstellung angeboten. Aber ich hasse es, dort zu arbeiten, es ist so anstrengend.

MUTTER *(schnaubt)* Natürlich ist es das, wenn du weiterhin darauf bestehst, nichts zu essen. Weißt du nicht, daß Menschen Brennstoff brauchen, um in Gang zu bleiben – genau wie Autos.

ZWEITER ZWILLING Wie auch immer, ich habe gesagt, ich nehme den Job. Ich muß etwas haben, damit die Zeit vergeht, und das Geld kann ich brauchen.

VATER Das ist wirklich großzügig von dir. Die Verlegerin bietet dir einen Job an – eine gute Chance, wenn man die hohe Arbeitslosigkeit bedenkt –, und du tust so, als ob du ihn nur unter Opfern annehmen würdest. Ich versteh dich nicht. Du bist so unglücklich, was würde dich eigentlich richtig glücklich machen? Wenn es irgendwas gibt, was deine Mutter oder ich tun können, dann weißt du ja, daß wir's tun würden. Du weißt, wie weh es mir tut, dich so kalt und unglücklich und eingefallen zu sehen, wie du jetzt bist ...

MUTTER *(unterbricht ihn)* Vater, das Huhn wird kalt, tranchier's doch fertig. Kleiner Bruder hat eine Orchesterprobe, bei der er um ½ 9 Uhr sein muß. Hier ist dein weiches Ei, Zweiter Zwilling.

(Mutter setzt sich; sie verteilt das Essen.)

VATER Zweiter Zwilling, du hast das Ei noch nicht mal angerührt.

ZWEITER ZWILLING Doch, ich hab ein bißchen gegessen, aber es ist innen noch ganz glibbrig, und davor ekelt's mich. *(zu Vater)* Willst du es?

MUTTER Nimm es nicht, Vater, gib ihr nicht nach. Sie spielt bloß ein dummes Spiel. In ihrem Alter! *(zu Zweitem Zwilling)* Na schön, hunger dich nur zu Tode! Du wirst schon sehen, ob ich mich darum kümmere.

ZWEITER ZWILLING Ich hungere nicht, manchmal esse ich sogar zuviel. Du hast mich ja gestern gesehen, erst eine Schachtel Erdnüsse in einem Rutsch, dann Kuchen, . . .

MUTTER *(hebt die Stimme)* Halt den Mund! Ich will nichts mehr von deinem Ernährungswahn hören. Du ißt einmal alle heiligen Zeiten und beschwerst dich dann, du hättest Angst, du könntest nicht mehr aufhören. Sieh dich doch mal an, mein Mädchen! Wer würde glauben, daß du nicht mehr aufhören kannst zu essen, wo du wie ein Skelett aussiehst – ein Opfer aus einem Konzentrationslager?

KLEINER BRUDER Laß sie in Ruhe, sonst fängt sie an zu weinen.

MUTTER Na bitte, mir ist der Hunger jetzt auch vergangen. Sie hat's, wie immer, geschafft, allen anderen auch den Spaß zu verderben. Wolltest du das erreichen? Bist wohl nicht zufrieden damit, daß du dein eigenes Leben zerstörst, willst unseres auch noch ruinieren? Aber ich werde dich nicht lassen. Ich habe mein Bestes getan, dich zu den Ärzten gefahren, dafür gezahlt, daß du zu den besten Spezialisten für Magersucht kommst, und was machst du? Gehst einfach nicht mehr hin, weil er dich angeblich nicht ernst nimmt. *(fängt an, den Tisch abzuräumen)* Ich nehme dich jedenfalls auch nicht mehr ernst, trotz deines Mathe-Studiums, deiner Bücher und Artikel und berühmten Freunde. Du bist nur ein dummes, kleines Mädchen, das danach verlangt, wie ein Kind behandelt zu werden.

(Zweiter Zwilling läuft unter Tränen hinaus.)

VATER Warum läßt du dich von ihr so auf die Palme bringen? Ich geh rauf und rede mit ihr.

MUTTER Nein, genau das will sie ja: deine besondere Aufmerksamkeit. Gestern abend warst du zwei Stunden bei ihr im Zimmer. Ich mußte dich sogar zu dem Dokumentarfilm im Fernsehen runterrufen. Und was hat es gebracht? Du siehst doch, wie sie sich eben wieder benommen hat. Sie kann sich im Verlag auch nicht so aufführen, sonst hätten sie ihr den Job nicht angeboten. Das erlaubt sie sich nur bei uns, und je mehr du sie bemitleidest, um so mehr ermutigst du sie. Ich habe wirklich alles versucht: liebevolle Fürsorge, Schimpfen, Arztbesuche ... Ich gebe auf.

VATER *(geht zur Spüle)* Ich verstehe es nicht. Wo haben wir so versagt?

(Ende des Dramas)

Ich brauchte es, wieder in meinem Elternhaus zu leben, brauchte die emotionale Sicherheit und die finanziellen Vorteile; brauchte es, nicht mehr für mich sorgen zu müssen. Also kehrte ich nach zehnjähriger Abwesenheit in mein altes Zimmer zurück.
Bei meinen Eltern konnte ich wieder meine kindischen Launen ausleben, obwohl ich es haßte, wie ein Kind behandelt zu werden. Zuerst waren sie erleichtert, daß ich da war, unter ihrem elterlichen Schutz, weil ich ja so offensichtlich körperlich runter war. Als aber klar wurde, daß sich so schnell nichts ändern würde, daß ich entschlossen war, diese Lebensform beizubehalten, und mich weigerte, auf ihre Behandlungsversuche einzugehen, wurde ich ihnen lästig.
Meine Mutter zeigte offen ihre Feindseligkeit, besonders, als Verwandte sie bedrängten, endlich etwas Konkretes zu unternehmen, was mir wieder auf die Sprünge helfen würde. Für Außenstehende schien die Lösung einfach: Man mußte mich in ein Krankenhaus schaffen, wo ich behandelt werden konnte; so wären alle von dem Problem erlöst.
Mein Vater, mit dem ich mich schon immer besser verstanden habe, bemühte sich sehr, mir zu helfen und mich zu verstehen, aber er

war zwischen mir und meiner Mutter hin- und hergerissen. Mein Bruder, ihr Lieblingskind, war mitfühlend, entschied sich aber weise dafür, sein geschäftiges Leben in der Schule und mit seinen Freunden weiterzuführen.
Irgendwann begann ich die feste Arbeit.
Nach einigen Monaten verbrachte ich die Abende nicht mehr mit meinen Eltern, da sie nach der Arbeit meist fernsahen und ich mich nicht darauf konzentrieren konnte. Ich saß stundenlang allein in meinem Zimmer, nur zu den gemeinsamen Mahlzeiten am Küchentisch fand ich mich ein. Später hörte ich auch damit auf.
Erschwerend kam hinzu, daß meine Zwillingsschwester, nachdem sie zwei Jahre in den USA und in der Schweiz gewesen war, nach London zurückgekehrt und schon vor mir wieder bei meinen Eltern eingezogen war. Sie wohnte im Zimmer neben meinem, und unsere Beziehung schwankte zwischen Wärme, wenn sie mich umhätschelte und mich manchmal überredete zu essen, und Opposition, wenn sie ihren eigenen Protest lebte, den ich ebenso störend fand wie meine Eltern. Ich arbeitete ja wenigstens – fand ich –, aber sie weigerte sich, sich um einen Job zu bemühen; sie bestand darauf, daß sie als Künstlerin lieber an ihren Projekten arbeiten wolle.
Im Winter 1982 fingen meine Ohnmachtsanfälle an; einmal hat mich mein Vater frühmorgens vom Boden aufgelesen; er hatte mich fallen gehört, als er sich für die Arbeit fertigmachte. Meine Zwillingsschwester sagte, sie könne es nicht ertragen, mich nackt zu sehen, noch nicht mal im Nachthemd, weil mein Anblick so jammervoll sei.
Ich sagte immer häufiger, daß ich sterben wollte. Meine Mutter antwortete: »Was glaubst du, wie ich mich dabei fühle – schließlich habe ich dich zur Welt gebracht?«
Meine Eltern litten. Sie trauten sich nicht, Freunde einzuladen; sie wollten anderen gegenüber nicht eingestehen, daß ihre Töchter sich nicht wie begabte und wohlerzogene Kinder verhielten. Das Bild von der glücklichen Musterfamilie, das meine Eltern vermitteln wollten, wurde in der Wirklichkeit tagtäglich widerlegt.
Als mein Bruder nach dem Abitur zur Universität ging und sich eine eigene Wohnung nahm, fragte ich mich oft, was meine Eltern tun würden, wenn wir nicht da wären. Sie müßten das große Haus ver-

kaufen, das sie, auch nachdem wir drei Töchter ausgezogen waren, aus irgendeinem Grund behalten hatten, obwohl ein kleineres Haus für sie und meinen Bruder gereicht hätte und auch praktischer gewesen wäre.

Im Frühling 1983 verriet mir meine Zwillingsschwester nach einem Streit mit meiner Mutter, daß meine Eltern vorhatten, mich ins Krankenhaus zu schaffen, wenn nötig auch zwangsweise. Sie sagte, der Plan sei, den praktischen Arzt kommen zu lassen, der mich untersuchen und sofort einen Krankenwagen bestellen sollte, bevor ich Zeit hätte, mich zu wehren. Mein Bruder bestätigte das und meinte, es geschähe schließlich zu meinem Besten. Ich konnte seiner Stimme die Erleichterung anhören; er hatte einfach eine schwere Zeit hinter sich. »Wir lieben dich alle«, sagte er. »Wir wollen doch bloß, daß es dir bessergeht.«

Ich stellte meine Eltern zur Rede, aber sie stritten alles ab. Von dem Augenblick an hatte ich Angst, was sie als nächstes tun würden. Auf keinen Fall wollte ich meine schwer erkämpfte Unabhängigkeit verlieren: das Recht, mein eigenes Leben zu führen, selbst wenn das hieß, sich fast zu Tode zu hungern.

Als ich eines Abends in mein Zimmer kam, hatte ich die alptraumartige Vorstellung, daß meine Mutter hinter der Tür wartete, um mich mit einem Messer zu erstechen.

Ich überlegte mir, daß es nur eine einzige Möglichkeit gab, ihren Anschlägen zuvorzukommen: Ich mußte selbst etwas unternehmen. Ich sorgte dafür, daß meine Arbeit im Verlag erledigt war, bat dann um freie Tage und besuchte einen Collegefreund, der mittlerweile Psychoanalytiker geworden war. Er arbeitet in einem Familientherapie-Zentrum und vermittelte mich dort an einen Kollegen. Dieser Therapeut verlangte, daß ich zur ersten Sitzung bei ihm meine Eltern und alle anderen engeren Familienmitglieder mitbrächte, die dazu bereit waren. Das war genau das, was ich wollte: selbst einen Ausweg finden und meine Eltern zum Mitmachen kriegen – zu meinen Bedingungen, mit Leuten, deren Hilfe ich mir alleine ausgesucht hatte.

Ich bin beeindruckt von den Methoden, die in der Familientherapie angewandt werden, um Beziehungen, die sonst nur in der Privatsphäre ablaufen, aufzudecken und durchschaubar zu machen. Anfangs kamen meine Eltern, mein Bruder (einmal auch meine Zwillingsschwester) mit, weil sie mir helfen wollten und sich für mein Elend verantwortlich fühlten. Jedenfalls wollten mein Vater und meine Mutter uns immer bei der Lösung unserer Probleme helfen; das gehört ihrer Meinung nach zu den elterlichen Pflichten.

Die Sitzungen in der Familientherapie setzten ihnen zu. Erst einmal war der Therapeut zehn Jahre jünger als sie und ausgerechnet ein Deutscher, und dann wandte er noch sehr unorthodoxe Methoden an. In seinem Zimmer wurde zum Beispiel eine Familienmahlzeit nachgespielt. Das löste eine heftige Krise aus und brachte das gesamte Beziehungsgefüge unserer Familie ins Wanken.

Er ließ sich in das Getue um mein Gewicht und meine Eßgewohnheiten nicht hineinziehen, sondern schien zu akzeptieren, daß ich die Freiheit hatte, zu hungern. Er spielte nicht den großen, bösen Onkel Doktor, der dem schlimmen kleinen Mädchen Karen befahl, auf ihre klugen Eltern zu hören. Er behandelte mich wie eine Partnerin und so, als ob ich auch der Partner meiner Eltern wäre. In der letzten Sitzung, zu der sie kamen, sagte er, er kenne viele Frauen, die, wie ich, ihr Leben lang das Hunger-Spiel mit ihren Eltern wiederholen.

»Karen ist stark genug, so weiterzumachen«, sagte er. »Die Frage ist«, fuhr er fort und sah meine Eltern prüfend an, »die Frage ist: Wer von ihnen beiden bricht als erster zusammen?«

In dieser Sitzung erzählte ihm meine Mutter, daß ich eine Zeitlang, in der ich nicht zur Arbeit gegangen war, und unterstützt durch Vaters Bemühungen, recht normal gegessen hätte, daß ich aber damit aufgehört habe, seit ich wieder arbeite. Sie verlangte, daß ich endlich regelmäßig äße, sonst würde sie nicht mehr in die Klinik kommen. Mein Vater unterstützte sie. Ich meinte darauf: ›Na schön, ich glaub nicht, daß das hier noch viel Sinn hat‹. Auf dem Weg nach draußen sagte der Therapeut zu mir, daß ich gerne auch alleine wiederkommen könne, was ich dann auch tat. Ich ging weitere sechs Monate zu ihm. Kurz danach zog ich von Zuhause aus. Meine Mutter war immer noch der Überzeugung, daß ich jede Minute umfallen könnte. Aber im Gegenteil: ich fühlte mich wie neugeboren, und obwohl ich aus lauter Lebensfreude manchmal etwas verrückt war, wußte ich, daß es mir besserging.

Meine Eltern erzählen den Leuten weiterhin, wie sehr sie sich um mich sorgen und wie labil ich doch bin. Ich frage mich, wie sehr sie eigentlich Problem-Töchter brauchen. Was für Eltern könnten sie sein, wenn ihre Kinder schließlich und endlich unabhängig würden. Und: was würden sie anstellen, mit welchen anderen Problemen sich herumschlagen, wenn ihre Kinder kein Problem mehr wären.

Medizinmänner

Notizen zur ersten Fallstudie *August 1980*

Heute nachmittag rief eine junge Frau an, die sich als Karen vorstellte. Sie hatte die Nummer der »Anonymen Magersüchtigen« von einer Freundin. Sie gab eine detaillierte Beschreibung ihres Zustandes; hat offensichtlich die klassischen Symptome: Menstruationsstörungen, periodische Hungerphasen gefolgt von gelegentlichen Anfällen von Heißhunger, Konzentrationsschwäche und Schlafstörungen. Anfangs schien sie meinem mitteleuropäischen Akzent zu mißtrauen und erkundigte sich, ob ich ein Freudanhänger sei. Sie ließ durchblicken, daß sie regelmäßig zu einer Psychotherapeutin gehe – keiner Freudanhängerin – und daß sie selbst einiges von Psychoanalyse verstehe. Sie hat in einem wissenschaftlichen Magazin einen meiner Artikel über Magersucht und meine Behandlungsmethoden gelesen.

Ich riet ihr, alles Gelesene zu vergessen, und sagte ihr klipp und klar, daß sie die Therapeutin aufgeben müsse, wenn ich sie behandeln soll. Das ist, medizinisch gesehen, ein ganz normaler Schritt, und doch schien sie durch meine Bedingung verschreckt.

Dann begann sie verzweifelt um Hilfe zu betteln und erzählte, daß eine Welt für sie eingestürzt sei, als ihre Zwillingsschwester überraschend nach Amerika ging. Sie beklagte sich über ihre innere Leere und ihre Erschöpfung, wies aber darauf hin, daß sie immer noch als freie Autorin arbeite.

Ich sagte ihr, daß die Beziehung zu ihrer Zwillingsschwester ihren Fall noch kompliziere. Sie müsse damit rechnen, daß die Behandlung lange dauern und sich ihr Zustand noch eine Weile verschlimmern werde: sie werde ihre Freunde verlieren und nicht mehr in der Lage sein zu arbeiten. Sie wurde kurz trotzig und hielt mir entgegen, sie habe bis jetzt auch überlebt und werde ihre finanzielle Unabhängigkeit nie aufgeben, dann schien sie Angst zu bekommen und legte auf. Ich weiß nicht, ob sie sich nochmals melden wird, aber eine harte Antwort erschien mir richtig.

Notizen der Patientin

In einem Anfall von großer Verzweiflung rief ich Dr. A. an, weil mich eine Freundin dazu gedrängt hat. Dr. A. soll schon viele Magersüchtige geheilt haben. Er machte mir Angst: klang streng und patriarchalisch, als ob eine Heilung davon abhinge, daß ich mich seinem Willen total unterwerfe. Für wen hält er sich, daß er mir vorschreibt, ich müsse meine Therapeutin aufgeben. (Ich finde sie zwar etwas zu ruhig, aber wenigstens gibt sie mir Wärme, ohne mich zu verurteilen oder ändern zu wollen.)

Notizen zur zweiten Fallstudie *Dezember 1981*

Karen M. kam heute mit ihrer Mutter in meine Praxis in der Harley-Straße. Die Mutter hat das Privathonorar bezahlt, damit Karen den Krankenkassenpatienten vorgezogen werden konnte. Karen lehnte es zwar ab, Privatpatient zu sein, aber ihre Mutter bestand darauf. Sie war schon bei einem praktischen Arzt und einem Facharzt und hat eigentlich die Hoffnung auf eine erfolgreiche Behandlung aufgegeben. Sie betonte, sie sei nur gekommen, weil ihre Eltern und ihre Freunde so große Angst haben, sie könne sterben, sie meinte, sie beruhigen zu müssen – durch den Besuch bei einem Spezialisten.
Ihre Mutter, die jünger wirkt als Mitte Fünfzig, gab sich betont mütterlich und äußerst besorgt. Sie erzählte mir sofort, daß Karen die bestmögliche Erziehung genossen habe, eine wohlbestallte Autorin sei, aber für ihre Familie, die sie natürlich liebe, sei sie ein absolutes Rätsel und bereite ihr ständig Kummer. Karen selbst versteckte sich in einem überdimensionalen Pelzmantel und erklärte, es sei zu kalt, um ihn auszuziehen. Sie tat sehr kooperativ und nahm das Rezept für Antidepressiva kommentarlos entgegen, obwohl sie mißtrauisch blieb. Sie erklärte, sie hätte gerne wieder beruflichen Erfolg, würde sich auch – wie früher – gerne wieder politisch engagieren, könne aber keine Motivation oder Begeisterung aufbringen. Ich versprach ihr, daß sie eines Tages wieder wie früher sein werde und ihre Arbeit wie in alten Zeiten tun könne.
Sie war einverstanden, zu mir ins Krankenhaus zu den Sitzungen zu kommen, wo ich eine stationäre und eine ambulante Abteilung habe.

Januar 1982

Karen M. kam heute zur ersten Sitzung; sie sah schlechter aus als vor Weihnachten. Sie sagte, sie habe es endgültig aufgegeben, sich zum Essen zu zwingen, weil es ihr eine Qual sei. Ich antwortete, das sei eine Übergangsphase; sie solle sich einen Tagesrhythmus zurechtlegen, in den das Essen ganz natürlich hineinpasse.
Sie meinte aber, das sei im Augenblick besonders schwer, da sie wieder bei ihren Eltern lebe und da kaum etwas zu tun habe, außer ein paar Artikel zu schreiben.
Die Pillen, die ich ihr beim letzten Mal verschrieben habe, hat sie weggeworfen, nachdem sie eine genommen hatte. Sie behauptete, ihr sei übel davon geworden und sie hätte befürchtet, sie könnten appetitanregend wirken. (Dazu waren sie eigentlich auch gedacht.) Da sie nur 37 Kilogramm wog, fragte ich sie, ob sie mit einer Einweisung ins Krankenhaus einverstanden wäre. Dort könnten wir ihre Angst vor dem Essen unter Kontrolle bringen. Sie schien in Panik zu geraten und sagte, dazu würde sie nie ihre Zustimmung geben.

Februar 1982

Karen M. widersetzt sich weiterhin meiner Behandlung. Heute kam sie wieder mit ihrer Mutter. Ich habe vorgeschlagen, daß sie das nächste Mal alleine kommt und in Zukunft besser jede Woche, anstatt einmal alle 14 Tage. Sie lehnte mit dem Argument ab, daß das Krankenhaus zu weit von ihrem Elternhaus entfernt sei und sie es hasse, mit dem Bus oder der U-Bahn zu fahren. Sie geht auch sonst nur aus dem Haus, wenn sie Zigaretten braucht.
Wir haben über ihre Zwillingsschwester gesprochen, die nach London zurückgekehrt ist und nun auch wieder im Elternhaus lebt. Karen sagte, sie fühle sich durch sie gestört und habe auch Angst vor ihr; seit der Rückkehr komme ihr die Schwester wie eine Fremde vor. Außerdem habe ihre Mutter die Zwillingsschwester immer lieber gemocht. Wir haben auch über Sex gesprochen. Sie sagte, allein der Gedanke daran sei ihr unangenehm, obwohl sie früher sehr viele Affären hatte. Sie sieht das im Zusammenhang mit der Abtreibung, die sie eigentlich nicht gewollt hatte. Ich sagte: »Sie werden das

Ficken schon wieder genießen.« Vielleicht war es der vulgäre Ausdruck, der sie so in Wut brachte. Den hatte ich gerade mit Absicht gewählt. Jedenfalls war es das erste Mal, daß sie eine Regung zeigte. Sie sagte: »Frauen wird immer eingeredet, daß sie nur gefickt werden wollen. Es heißt in den Krankengeschichten der Magersüchtigen, daß sie damit versuchen, das Erwachsenwerden und die Sexualität zu verleugnen. Teenager hungern, um ihre Kindheit zu bewahren und um dünn und schön zu bleiben, ohne sexuell attraktiv zu sein. »Nun«, trumpfte sie auf, »ich war immer dünn und schön und bin schon lange kein Teenager mehr, immerhin gehe ich schon stramm auf die Dreißig zu, wie erklären Sie sich das?«
Ich war begeistert. Endlich etwas Leben in diesem armseligen Häufchen Unglück. Ich lachte, und sie beschimpfte mich, daß ich sie nicht ernst nähme und wie ein Kind behandle.

März 1982

Karen M. beklagt sich immer noch, daß sie sich wertlos fühle, aber sie hat etwas zugenommen. Sie sagt, sie esse manchmal mit ihrer Zwillingsschwester, weil die der einzige Mensch sei, dem sie vertraue. Sie mag das Essen ihrer Mutter nicht anrühren. Sie hat einen guten Job bei einer Illustrierten angeboten bekommen; sie sollte die Fernsehseite übernehmen; hat aber abgelehnt, obwohl sie sich geschmeichelt fühlte. Sie sagt, daß sie nie fernsieht und Angst hat, Leute zu interviewen und für eine anspruchsvolle Verlegerin zu arbeiten. »Was ist, wenn ich den ganzen Tag im Nachrichtenraum sitzen muß? Wie soll ich mich verhalten, wo ich doch andere Menschen nicht ertragen kann? Und was ist, wenn sie mir Essen anbieten?« argumentierte sie. Ich nahm ihre Argumente nicht richtig ernst, sondern sagte ihr, sie werde es schon schaffen. Sie antwortete: »Das sagen mir alle. Keiner begreift, was das für mich heißt.«

April 1982

Karen M. sagt, es werde immer schwieriger, so oft zu mir zu kommen, weil sie so viel für die Illustrierte arbeite. Heute war es etwas

wärmer und sie trug ausnahmsweise nicht ihren gräßlichen Pelzmantel und den dicken Pullover, sondern ein hübsches rosafarbenes Sweatshirt. Sie sagte, sie mußte sich etwas Vernünftiges kaufen, das sie zu den Interviews anziehen konnte (sie sprudelte das raus, denn ich sollte nur ja nicht denken, sie wolle hübsch aussehen). Sie erzählte, gestern hätte sie sich überfressen: nach dem Frühstück noch zwei Tafeln Schokolade und einige Kekse. Ihr Gesicht sei daraufhin angeschwollen, woraus sie schloß, daß Essen etwas Schlechtes sei.
»Unsinn«, antwortete ich, »heute sehen Sie richtig gut aus. Ihr Gesicht hat sich ein bißchen gerundet.« Als sie nachbohrte, mußte ich allerdings zugeben, daß es durch das Überessen zu einer Wasseransammlung im Körper kommen kann, die dann zu einer Anschwellung führt.
Sie schien heute mehr Wert darauf zu legen, als Erwachsene behandelt zu werden. Ich erzählte ihr von einer Chinaausstellung, die ich vor kurzem gesehen hatte, in der ein großer, klassisch gemalter Drache eine Hauptfigur war. »Sie werden diesen Drachen in sich selbst wiederfinden«, sagte ich zu ihr. Sie fragte ratlos: »Was kann so böse in mir sein, daß ich mich nicht dazu bekennen mag?«

August 1982

Ein Brief von Karen M., die seit zwei Monaten nicht bei mir war. Sie schreibt, daß sie jetzt bei der Illustrierten festangestellt sei, was sie einerseits gut findet, weil so ihre Zeit ausgefüllt ist und sie weniger übers Essen nachgrübelt, andererseits hat sie noch mehr Gewicht verloren und hat – außer in der Arbeit – keinen Kontakt zu Menschen und will auch keinen. Sie wiederholt, sie fände die Menschen entweder langweilig oder hätte Angst vor ihnen.
Sie schreibt außerdem, daß sie einen meiner Artikel über Magersucht in einer Bibliothek gefunden habe. Sie bemerkt, daß ich zwar viele Patienten geheilt habe (d. h. auf ihr normales Gewicht zurückgebracht habe), daß aber viele wieder zu ihren früheren Hungermechanismen zurückgekehrt sind und nur wenige es geschafft haben, sich völlig von ihren Eßproblemen zu lösen. Sie zitiert mich mit einem gewissen Triumph. Ich habe ihr zurückgeschrieben, sie an den

Drachen erinnert, der in ihr schlummert, und betont, daß sie jederzeit wieder einen Termin haben könne.

Notizen der Patientin

Doktor B. ist ein international anerkannter Spezialist für Magersucht. Für meine Mutter schien es eine Art Renommeefrage zu sein, daß ihre Tochter von einer solchen Kapazität behandelt werde. Sie war erleichtert: Endlich war es ihr gelungen, daß ich meine Krankheit eingestand. Und nun konnte sie auch der Verwandtschaft entgegenhalten, daß sie meine Heilung in der Hand hatte. Vielleicht habe ich auch deswegen die Hilfe des Spezialisten abgelehnt.
Außerdem fand ich das Krankenhaus düster und unmöglich. Bei einem meiner ersten Besuche saß ich allein im Wartezimmer (wo auch die Waage wartete, auf der er mich regelmäßig wog). Plötzlich kamen einige Krankenpfleger mit einem Koffer herein; sie unterhielten sich darüber, wie sie den Inhalt des Koffers loswerden sollten, der einem soeben verstorbenen Patienten gehörte. Das bestärkte meinen Eindruck: hier kam man nur tot wieder raus. Deshalb reagierte ich auch so heftig, als Dr. B. vorschlug, mich einzuweisen. Noch dazu habe ich den Artikel gelesen, den Dr. B. mit einigen Kollegen gemeinsam über die Behandlung von Magersüchtigen im Krankenhaus veröffentlicht hat. Da wird davor gewarnt, daß Magersüchtige notorische Lügner und Betrüger sind und ständig beobachtet werden müssen, will man sicher sein, daß sie sich an ein vereinbartes Verfahren halten. Eine Zeitlang war eine Insulinbehandlung üblich, nun schien man sich auf eine Version von Zuckerbrot und Peitsche geeinigt zu haben.
Obwohl ich manchmal sehr kindisch wirkte, wollte ich auf keinen Fall das Opfer einer Behandlung werden, die schlimmer war als jeder Alptraum eines viktorianischen Internats. Ich war überzeugt davon, daß ich lügen und betrügen würde, was das Zeug hielt, nur der Schadenfreude wegen, die Gefängniswärter ausgetrickst zu haben. Ich schätzte vor allem meine Unabhängigkeit, die mich vielleicht auch vor dem Verrücktwerden bewahrt und so lang so stur gemacht hat. Ich wollte nicht, daß jemand anderer als ich Kontrolle über mich hat. Ich hatte das Gefühl, daß Dr. B. mich auf eine Stufe stellte mit

jenen widerspenstigen Teenagern, die das Abnehmen zu weit treiben, weil sie Identitätsprobleme haben. Ich empfand das als Zumutung. Vielleicht wollte er mich reizen und so zum Leben zurückführen. Er schien oft über mich zu lachen oder meine Ansichten leichtfertig abzutun.

Das mag bei manchen Patienten wirken, mich hat es nur in noch größere Verzweiflung gestürzt: Nicht einmal so eine Kapazität konnte mir helfen. Als Trost hatte ich die hämische Sicherheit, daß ich nicht kooperativ war und ihm so die Befriedigung nahm, einen weiteren Erfolg in seiner Statistik verbuchen zu können.

Bei einem meiner Besuche habe ich eine stationär behandelte Patientin kennengelernt, ein Mädchen, Anfang Zwanzig, aus Nordengland. Sie fand das Krankenhaus wunderbar und Dr. B. großartig, denn er hatte sie behandelt und sie befand sich auf dem Weg der Besserung, aß fast schon wieder normal. Sie mußte wegen ihrer Krankheit ihre Ausbildung als Sozialarbeiterin abbrechen. Jetzt hoffte sie auf einen Job in einem Laden. Ich fragte sie: »Würden Sie gerne weiterstudieren?«

»Oh nein«, antwortete sie, »das geht ja wohl nicht, daß jemand, der sich selbst in so große Schwierigkeiten bringt, Sozialarbeiter wird« ... »So«, beendete sie unser Gespräch, »ich muß jetzt in die Kantine zu meinem zweiten Frühstück. Ich muß nämlich regelmäßig Zwischenmahlzeiten essen, damit ich ordentlich zunehme.«

Es schüttelte mich, nicht nur vor Kälte. War das die Normalität, das Akzeptieren eines kontrollierten und reduzierten Lebens, zu dem Dr. B. und seinesgleichen mich überreden wollten? Das kam mir wie eine Lobotomie ohne Operation vor. Obwohl ich sicher bin, daß das Mädchen, mit dem ich gesprochen habe, ihr geheiltes, neues Leben der früheren Hölle vorzieht. Aber ich hatte das Gefühl, da müßte noch ein anderer, ein besserer Weg sein, um wieder zu mir selbst zu finden.

Die Diagnose der Patientin

Innerhalb von drei Jahren konsultierte ich nicht weniger als sieben Ärzte – sechs Männer und eine Frau. Alle, außer der Frau, diagnostizierten Anorexia nervosa (Magersucht).

Ich begann das Ärztekarussell mit unserem praktischen Arzt, der mich an einen Spezialisten in einem Krankenhaus überwies. Da bin ich nie hingegangen, weil ich Spezialisten mißtraute. Ich hatte das Gefühl, wie ein Schwarzer Peter von einem Spezialisten zum nächsten gereicht zu werden. Niemand wollte etwas mit mir zu tun haben, nicht wirklich mit meiner Person. Sie konnten mich alle nicht schnell genug weiterüberweisen. Sobald sie mich in den Händen eines anderen wußten, hatten sie das Gefühl, sie hätten ihre Pflicht getan.
Für die Spezialisten war ich eine Herausforderung: ein möglicher weiterer Treffer auf ihrer Erfolgsleiter – wenn ich wieder normal wurde (d. h. normales Gewicht erreichte). Die beiden Ärzte, deren fiktive Aufzeichnungen ich hier wiedergegeben habe, sind Kapazitäten auf dem Gebiet der Magersucht. Ich stelle ihre Behandlungsmotive nicht in Frage: Ich möchte nur wissen, wie sie dazu kommen, sich als Spezialisten auszugeben und Heilung zu versprechen.
Ich ging auch zu zwei praktischen Ärzten in die Gemeinschaftspraxis, zu denen meine Eltern gehen, einem Hypnotherapeuten und einer Ärztin, die mich früher einmal wegen einer Unterleibsgeschichte behandelt hat. Sie war die einzige unter all den Ärzten, die mich nicht als »magersüchtig« abgestempelt hat, sondern darauf bestand, daß physische Gründe für meine Krankheit vorlägen: Lebensmittelallergie und eine hormonelle Störung. Mit dieser Philosophie hat sie mir aus der ersten Hungerstreikphase geholfen; aber in der zweiten Phase fand ich sie nach einiger Zeit zu mütterlich und zu besorgt, und außerdem fürchtete ich ihre Mißbilligung, weil ich ihre medizinischen Anweisungen nicht befolgte. Statt die Kraft zu sein, die mich rauszog, wurde sie ein Teil des Teufelskreises um meinen Hungerstreik. Sie war eher eine Freundin als meine Ärztin. Wenn ich an den Hungerstreik zurückdenke, sind es vor allem die Ärzte, auf die ich wütend bin. Daß Familienangehörige und Freunde oft fassungslos waren und mir nicht helfen konnten, ist noch zu verstehen. Aber die Ärzte?! »Wir können Sie heilen«, waren ihre Worte. »Sie müssen uns nur vertrauen!«
Ich könnte stundenlang Geschichten über *Valium, Librium* und viele andere Pharma-Produkte erzählen. Diese Pillen, so versprachen es die Ärzte, sollten mich ruhigstellen, mir helfen, mir meine Ängste nehmen. Sie wirkten wegen meines geringen Körpergewichtes dop-

pelt stark. Einmal hat mich meine Mutter erwischt, als ich die Ration von sechs Wochen in den Müll warf. »Die sind gefährlich«, sagte ich zur ihr, »machen abhängig.« Sie antwortete: »Warum mußt du es immer besser wissen als die Ärzte?«

Ich muß verrückt gewesen sein. Körperlich geschwächt, niedergeschlagen, auf der Suche nach einem Ausweg – einem leichten Ausweg – aus dem Hungerstreik, bin ich jedesmal, wenn mich die Verzweiflung überwältigt hat, zu einem neuen Arzt marschiert. Zu dem ersten Praktischen Arzt bin ich noch in der Hoffnung gegangen, er könne die Symptome heilen; zu den meisten anderen Ärzten bin ich auf Druck meiner Eltern gegangen. Alle wollten, daß es mir bessergeht: zu den Ärzten zu gehen bedeutete für sie, daß ich mir Mühe gab. Dazu kam bei mir die latente Hoffnung, daß ich einmal auf jemanden treffen könnte, der mich wirklich versteht und der alle Schranken, die die Heilung verhindern, auf wundersame Weise einreißt; ich mußte nur lange genug suchen.

Ärzte nähren diese Hoffnung. Wenn die Medizinmänner wenigstens bescheiden wären und nur sagen würden: »Wir wollen unser Bestes versuchen. Mehr können wir nicht versprechen«, könnte ich das akzeptieren. Aber sie nützen unsere Schwäche als Patienten aus. Und wie alle Tyrannen und Diktatoren erzählen sie dir, sie tun es nur zu deinem Besten.

Schon während der ersten Stunde einer Konsultation sah mich der Arzt über den Schreibtisch hinweg an und sagte ernst: »Ich weiß, was ihnen fehlt: *Sie haben Anorexia nervosa.«* – Diese Szene hat sich fünfmal wiederholt.

Ich glaube nicht, daß es Anorexia nervosa gibt. Es ist eine Erfindung der Medizinmänner, die eine einfache Erklärung für ein komplexes und sehr individuelles Problem suchen.

Anorexia ist etwas weit Verbreitetes: Immer wieder hören Menschen aus den unterschiedlichsten Gründen eine Zeitlang auf zu essen: der Tod eines Freundes, der Schock über die Trennung von einem geliebten Menschen, Verlust der Arbeit, Mangel an Selbstsicherheit und eine Myriade anderer Gründe. Dieselben Gründe übrigens, warum andere zur Flasche oder zu Drogen greifen, Phobien entwickeln oder sich in der Öffentlichkeit entkleiden.

Anorexia nervosa (Magersucht) wird im Unterschied dazu als spezifische Eß-Krankheit angesehen, bei der der Patient eine extreme Beziehung, eine Art Haßliebe zum Essen entwickelt: Das Essen und die damit verbundenen Rituale werden zur alles beherrschenden Kraft in seinem Leben.

In Fachbüchern heißt es, sie sei erstmals im 16. Jahrhundert aufgetaucht und im letzten Jahrhundert besonders unter Mädchen im Teenageralter ein auffallend häufiges Phänomen geworden. Seitenlang werden die Symptome angeführt: Verlust der Menstruation, keine Nahrungsaufnahme, manchmal im Wechsel mit Freßanfällen, Mangel an Zielen und Konzentration, häufig begleitet von Überaktivität einschließlich exzessiver Gymnastik. Mit anderen Worten eine Kombination von Selbstzerstörung und Selbstbestrafung, die die Kranke scheinbar nicht aufgeben kann, nicht einmal, wenn sie will.

Alle diese Symptome tauchen bei vielen Menschen in bestimmten Phasen ihres Lebens auf. Gibt man ihnen aber einen Namen und eine passende Behandlung, schiebt man damit die Kranke in eine Ecke, aus der sie ohne die Hilfe der Medizinmänner nicht mehr herauskann. Der Stempel »Magersucht« ist für Ärzte und Patienten eine praktische Sache. Sobald man sich darauf geeinigt hat, ist es, als ob der Patient und der Arzt einen Vertrag geschlossen hätten, daß sie einen gemeinsamen Ausweg finden werden. (Heute wird bei manchen Behandlungen tatsächlich ein Vertrag aufgesetzt und unterschrieben, der besagt: kooperiert der Patient, bekommt er vom Arzt eine Belohnung.)

Ich fühlte mich irgendwie erleichtert, als ich mit meiner Einwilligung, zu Dr. B. zu gehen, auch endlich eine Definition für meinen merkwürdigen Zustand gefunden hatte. Zuerst empfand ich es als Schande, und es war mir peinlich, zugeben zu müssen, daß ich mich nicht unter Kontrolle hatte, aber das passiert schließlich so vielen Menschen, sogar berühmten ...

Der Spezialist mit seinem Stempel enthebt die anderen der Pflicht, weiter im Nebel nach einem heilenden Licht zu suchen, weil man ja nunmehr in guten Händen ist. Es fällt dadurch auch leichter, die merkwürdigen Gewohnheiten und die störende Anwesenheit der Kranken einzuschätzen. Die Patientin braucht den Stempel nicht, um gesund zu werden. Sie lebt ihr Leid in ihrer eigenen Welt, aber man darf nicht vergessen, sie wählt dieses Leben selbst. Der Stempel hilft den Ärzten und der übrigen Gesellschaft. Denn wo wären sie schließlich ohne Definition? Was könnten sie ohne eine Kollektion von Symptomen anfangen, ohne wissenschaftliche Basis, die ihnen sagt, wie sich die Patientin benehmen wird und wie sie auf eine bestimmte Behandlung reagieren wird.

Der Arzt braucht den Stempel, sonst müßte er bei Null anfangen. Er wäre gezwungen, sich die Patientin selbst näher anzusehen, sich zu fragen: Wer ist diese Person? Wie ist sie an diesen Punkt gelangt? Keine früheren Krankengeschichten, keine Erbkrankheiten in der Familie? Nein, die Entdeckung, daß es sich um ein einzigartiges, menschliches Wesen handelt, das mit letzter Kraft seine Individualität verteidigt. Ich habe mich beklagt, daß die Ärzte mich wie ein Kind oder einen Teenager behandelt haben, weil laut ihrer Definition Magersucht häufig erstmals in der Pubertät auftritt. Ich glaube nicht, daß ihre Methoden bei jüngeren Frauen oder Mädchen wirken, bei mir jedenfalls haben sie keinen Erfolg gehabt.

Sicher, man könnte einwenden: Ich habe doch danach verlangt, wie ein Kind behandelt zu werden – ich hatte meine Unabhängigkeit aufgegeben und lebte wieder bei meinen Eltern, bedürftig und gierig wie ein Kind. Ich würde darauf antworten: Es geht doch nicht um ein Verbrechen und die adäquate Strafe, sondern um eine passende Reaktion auf ein Verhalten. Aber die Reaktion war: Du verdienst es, wie ein Baby behandelt zu werden, und deshalb tun wir das auch. Das verstärkte meinen Kummer; niemand verstand mich. Sie übersahen einfach, daß ich die Arbeit einer Erwachsenen tat, daß ich fast 30 Jahre Lebenserfahrung vorweisen konnte, die nicht einfach wegzuwischen waren, auch wenn ich mich noch so sehr bemühte, sie zu vergessen.

Ich zeigte den Ärzten Symptome und Gefühle, die sie untersuchen sollten. Im großen und ganzen haben sie sich dafür entschieden, diese zu ignorieren oder sie nach ihren eigenen Vorstellungen zu kategorisieren. Nicht einer der Ärzte sagte: Ja, diese Gefühle sind real, die gibt es, wir sollten uns damit näher befassen. Dr. B. z. B. ignorierte, daß durch das Überessen mein Gesicht, meine Hand- und Fußgelenke angeschwollen waren. Ich wußte, daß es so war, ich fühlte es; später habe ich gelesen, daß das ein bekanntes Symptom

ist. Verschiedene Ärzte rieten mir, mit der Lektüre über meine Krankheit aufzuhören, als ob sie sagen wollten: ein solches Wissen ist gefährlich für den Verstand eines leicht beeinflußbaren Kindes.
Ich glaube, daß die Suche nach Wissen ein wichtiger Kontaktpunkt mit der Außenwelt war, den ich beharrlich beibehalten habe. Es hätte ein potentieller Treffpunkt mit den Ärzten sein können, aber sie haben sich für andere Wege entschlossen, die von mir weg, hin zu ihren eigenen Vorurteilen führten.
Ich kann es Ihnen, lieber Leser, nachfühlen, daß Sie sich inzwischen fragen: Aber, wenn sie so viel darüber gewußt hat, so viel mehr sogar als die Ärzte, warum hat sie sich dann immer wieder in deren Hände begeben? Und warum konnte sie sich nicht selber heilen?
Erstmal habe ich meine Reise durch die (oft schaurigen und schäbigen) Wartezimmer der medizinischen Autoritäten genossen. Es war ein Spiel, eine Herausforderung, manchmal auch ein befriedigendes Messen der Willenskräfte. Wie oft würde es mir gelingen, die Medizinmänner an mir scheitern zu lassen? Wie viele Pfunde und Gramm konnte ich auf dem Weg bis zur nächsten Medizinerwaage verlieren? Wie viele Kapazitäten mit endlosen Titeln vor ihrem Namen konnte ich noch verwirren?
Es gab aber noch eine andere Seite: das Selbstwertgefühl, das dadurch entsteht, daß sich ein Arzt um dich kümmert, sich extra für dich Zeit nimmt, der, weil es sein Job ist, um deine Gedanken und deinen Körper so besorgt ist, wie man das sonst von niemandem verlangen kann.
Aber schließlich wird man mißtrauisch, vermißt die Liebe, eben weil es sein Job ist. Wie engagiert ist er wirklich? Ist er nicht eigentlich nur an seiner Statistik interessiert? Geht es nicht nur um die Stunde, die verstreichen muß, ehe er in die Kantine gehen kann?
Ich bewundere viele Ärzte wegen ihrer Hingabe an den Beruf, aber ich mißtraue ihrer Macht; der Macht, einer Patientin einen Stempel aufzudrücken, sie sogar gegen ihren Willen der ärztlichen Maschinerie zu übergeben, wenn er der Meinung ist, daß sie nicht für sich selbst sorgen kann. Ärzte verlangen die Macht, einem das eigene Urteilsvermögen nehmen zu können; sie wollen, daß man die Verantwortung für sich selbst aufgibt. Ich habe stets aufgepaßt, daß kein Arzt je diese Macht bekommen hat. Obwohl ich körperlich schwach

war, habe ich die Kraft behalten, mich ihnen zu widersetzen. Ich gehe sogar so weit, zu sagen, daß ich meinen Hungerstreik vielleicht früher abgebrochen hätte, wenn ich nicht durch den Kampf gegen die Ärzte bestärkt worden wäre . . .

Ich habe ängstlich darauf geachtet, nicht ins Krankenhaus eingewiesen zu werden, weil mir der Verlust an Macht klar war. Viele Frauen haben mir erzählt, wie ihre Magersucht im Krankenhaus behandelt wurde. Man verlangte, daß sie sich fügsam zeigten und sich an ein striktes Verfahren hielten; daß sie sich bereit erklärten, Strafen auf sich zu nehmen, für das Verbrechen, die Nahrung verweigert zu haben. Magersüchtige sind nicht die einzigen Opfer dieser Behandlungsweise: Immer wieder werden Alkoholiker, Leute mit Phobien und sogar Krebskranke so behandelt als ob sie für die Probleme, die sie der Gesellschaft und ihren Familien machen, verantwortlich wären. Je deutlicher bewiesen werden kann, daß die Krankheit selbstverschuldet ist, umso drastischer sind die erlaubten Strafen.

Nicht mit mir! Der Reiz des Hungerstreiks lag darin, daß ich sowohl unabhängig (weil ich meine fünf Sinne zusammengehalten habe) als auch abhängig war (weil ich mir Andere gesucht habe, die für meine körperlichen Bedürfnisse sorgten). Ich konnte aufgrund meines Aussehens etwas verlangen, ohne selbst etwas geben zu müssen, denn ich war ganz offensichtlich unfähig, zu geben.

Ich glaube, Medizinmänner können nur dann einen Hungerstreik brechen, wenn sie sich in die leeren Bäuche ihrer Patientinnen versetzen und fragen: Welchen Vorteil hat sie, wenn sie weitermacht? Was würde sie verlieren, wenn sie aufhört? Und was ziehe ich – der Arzt – aus meiner Beziehung zu ihr? (Zu ihr, nicht zu ihrem Problem.)

Magersucht wird so lange als ein psychisches Problem angesehen, bis die physischen Auswirkungen zu gefährlich werden. Aber vielleicht ist es falsch von den Ärzten, den physischen Aspekt so weit hintan zu setzen, besonders, wenn die Patientin ihn betont. Ich war besessen von zwanghaften Gefühlen zum Essen und dessen Verweigerung; mein Körper reagierte negativ, wenn ich aß, und bestätigte mir die Gefahr des Essens. Es hatte keinen Sinn, daß andere darüber lachten und sagten: »Du hast ja nur Angst, wie unsinnig! Essen kann doch nicht beißen.« Ich versichere, Essen kann beißen, es hat sogar sehr scharfe Zähne, und es kann drohen, einen zu ersticken. Kennen die Ärzte dieses Empfinden, das sich nicht nur im Kopf abspielt, sondern auch im Körper? Es verursacht zunehmend Übelkeit – je mehr der Ekel vor sich selbst aus dem leeren Magen die Speiseröhre emporsteigt.

Körperliche Symptome scheinen den Medizinmännern nur als Drohungen relevant: du wirst deine Zähne verlieren; dir werden die Haare ausgehen; ein feiner Flaum wird dir am ganzen Körper wachsen; lange Mangelernährung verkürzt dein Leben. Mir gefielen diese schrecklichen Vorstellungen fast. Wenn ich sie anderen weitererzählte, wurde mein Leiden dramatischer. Sonst blieben sie ganz abstrakt für mich, dienten nur dem Zweck, nicht gesund zu erscheinen.

Gegen Ende meines Hungerstreikes hatte ich häufig Ohnmachtsanfälle, offensichtlich durch eine vorübergehende Gleichgewichtsstörung. Ich habe es immer wieder geschafft, auf die Beine zu kommen, um rechtzeitig in die Arbeit gehen zu können. Ich beobachtete den Sieg des Geistes über den Körper, der mich immer wieder zu Bewußtsein brachte, mit einem gewissen Triumph.

Da Heilen ihr Geschäft ist, müssen Ärzte ihre eigene Position dadurch stärken, daß sie ihre Diagnose schwierig erscheinen lassen und die Heilung als Wunder der medizinischen Wissenschaft. Gegen Ende des letzten Jahrhunderts war es Mode, Magersucht als eine Fehlfunktion der Endokrine zu bezeichnen, etwas, das mit schlecht funktionierenden Drüsen zu tun hätte. Daher wurden Hormone gegeben. So konnten die Ärzte die Heilungsmöglichkeiten für sich allein beanspruchen.

Diese Ansicht ist heute aus der Mode gekommen und wurde abgelöst durch eine komplizierte Mischung aus einer Semi-Freudschen Analyse und einer Therapie, die davon ausgeht, daß Menschen wie Ratten reagieren. Die Philosophie bleibt die gleiche, nur der Spezialist weiß damit umzugehen.

»Aber es ist mein Körper, mein Geist«, protestierte ich im stillen, als ein Arzt nach dem anderen mich nach dem Bild seiner Typenlehre umformen wollte. »Mein Körper fühlt, wenn auch widerwillig; mein Geist denkt, entdeckt, wenn auch in immer kleineren Kreisen. ›Können Sie sich nicht in mir erkennen? Müssen Sie mein Vater und ich Ihr Kind werden, damit Sie mich heilen können?‹«

Medizinische Bücher zeichnen ein schreckliches Bild. Die masochistische Magersüchtige wird wahrscheinlich nie fähig sein, eine normale Beziehung zum Essen zu entwickeln. Es ist sehr gut möglich, daß sie immer wieder in das Hungern und die damit verbundene Verzweiflung verfällt. Sie wird nicht daran sterben, aber sie wird ein sehr beschränktes Dasein führen. Die Heilung – falls sie gelingt – dauert Monate oder sogar Jahre.

Das ist kaum eine Ermutigung für Patienten. Wenn die Behandlung nur ein kurzer harter Schock wäre, könnte es noch erträglich sein; aber wenn sie lebenslängliche Freudlosigkeit bedeutet, warum sollte man die jetzige Zelle gegen eine noch tristere eintauschen? Warum sollte man dann die Vorteile eines Hungerstreiks aufgeben?

Immer wenn ich mir gewünscht habe, aufgeben zu können, habe ich spontan einen neuen Heilungsversuch gestartet. So zum Beispiel mein Besuch bei dem Hypnotherapeuten – ein Fehlschlag, da er mir nichts anzubieten hatte, außer einer mindestens zweijährigen Erforschung meiner Leere. Auch zum ersten praktischen Arzt bin ich aus dem genannten Grund gegangen: Ich merkte, wie die alten Gefühle wieder hochkamen, und wollte sie ausschalten. Bis mir aber die psychiatrische Klinik einen Termin geben konnte, war der Impuls tot.

Mein Zeitgefühl war überwältigend: Ich fühlte jede Minute, die langsam verstrich, aber gleichzeitig merkte ich, wie das Leben an mir vorbeiging. Ich wartete darauf, daß etwas passieren würde, ohne zu wissen, was; aber ich war überzeugt, daß es wie ein greller Blitz sein würde. Eine Offenbarung, die mich wieder in Gang bringen würde. Aber wenn ein Arzt diesen Prozeß auslöst, verrät er dann nicht, wie leicht es ist? Gibt er nicht Verantwortung zurück und verliert den Anspruch auf Dankbarkeit für die Heilung – denn der Arzt selbst kann diese wunderbare Wandlung nicht bewirken, das würde zu lange dauern. Sie muß aus der Patientin selbst kommen und von ihr gezeigt werden.

Ich wußte, daß es wahr war, als kluge Freunde mir sagten, ich könnte den Hungerstreik selbst aufgeben, wenn ich nur wollte. Aber dazu mußte ich die richtigen Bedingungen, die richtige Zeit und schließlich auch noch die richtige Hilfe finden, die mich bei der Stange hielt. Ich mußte erst lernen, daß Hilfe eine Qualitätsfrage ist. Eine Menge Hilfe gibt's frei Haus, noch mehr Hilfe gibt's für viel Geld.

Die Art, wie die Gesellschaft und die Medizin die Qualität ihrer Hilfe einstufen, sagt dem Kunden noch nicht, ob sie ihm auch nützen wird. Wenn ein Arzt der Hungernden, die wieder Lust auf das Leben hat, etwas anbieten wollte, könnte er ihr zeigen, wie sie die richtige Hilfe für sich finden und akzeptieren kann.

Eine befreundete Psychotherapeutin aus Italien hat mich vor kurzem mit einer Beschreibung einer Patientin sehr beeindruckt: »Sie ist so deprimiert, sie sieht einfach keinen Sinn im Leben ... und ißt nichts.« »Ist sie magersüchtig?« hakte ich nach. »Sie will einfach nicht essen, das ist alles«, antwortete die Freundin.

Freundinnen und Freunde

Die Familie wird heute gerne für alle psychischen Defekte schuldig gesprochen und verantwortlich gemacht. Wahrscheinlich ist das schon ein Fortschritt gegenüber früher, als nur der einzelne für seine Probleme verantwortlich gemacht wurde: Jedenfalls wird anerkannt, daß die Umwelt einen gewissen Anteil an seelischen Schwierigkeiten hat. Ich glaube aber nicht daran, daß jeder psychische Schmerz an einem vergrabenen Problem der Kindheit liegt und damit einzig auf die familiäre Situation zurückzuführen ist.
Freunde waren in meiner Lebenswelt ebenso wichtig wie meine Familie. Freunde waren sogar eine Art Großfamilie. Je älter ich wurde, um so unwichtiger wurden naturgemäß Familienbande, Freunde füllten die Lücken, die durch die Abnabelung von der Familie entstanden.
Die Leute, die behaupteten, ich würde mich mit meinem Fasten und meinem unsozialen Verhalten wie ein Kind benehmen, hatten in gewisser Weise recht. Ich sah jünger aus als ich war, lebte wie eine Studentin und lehnte es ab, mich in einen festen Job zwängen zu lassen. Ich war das Kind, das alle Frauen in unserer Gesellschaft sind, ehe sie durch Heirat und eigene Kinder zu Erwachsenen werden.
Ohne Freunde hätte ich jedoch nicht so weitermachen können. Ohne Mitspieler und vor einem leeren Zuschauerraum kann niemand seine Rolle ewig weiterspielen. Wenn wir jemanden anders beschreiben als jemanden, der eine Rolle spielt, müssen wir uns auch fragen, auf welche Weise wir in dem Stück mitwirken.
In dem Kreis von Schuldgefühlen und Ablehnung, als dessen Gefangene ich mich fühlte, habe ich mir oft vorgeworfen, daß ich meine Freunde in mein Drama hineinzog. Einige widersetzten sich und meinten, daß ich sie manipulieren wollte; aber viele machten freiwillig mit, fast begierig ließen sie erkennen, wie gerne sie in meine Probleme hineingezogen wurden. Als ich die ersten Anzeichen meines langen Unglücks fühlte, waren meine Freunde – die Familie meiner Außenwelt – der erste Anlaufhafen. So lernte ich schnell den Unterschied zwischen Blutsverwandten und Freunden kennen: Freunde

können sich immer zurückziehen (und benützen dabei oft ihre eigenen Familien als Ausrede). Wenn ihnen deine Ansprüche zu groß werden, können sie sich von dir abwenden. Familien – jedenfalls meine Familie – haben ein größeres Interesse daran, ein Heilmittel zu suchen, und werden deshalb zur letzten Zuflucht.

In der Großfamilie meiner Freunde habe ich eine weitere Version meines Familiendramas gespielt. Ich wollte Kind sein und habe immer genug Leute gefunden, die gerne die Mama- und Paparolle übernahmen. In Abwandlung des Kinderspieles waren sie der Doktor und die Krankenschwester und ich die Patientin.

Es scheint schwierig, anderen unsere Zuneigung zu zeigen, ohne in diese Rollen zu verfallen. Meistens gelingt es nur am Arbeitsplatz, echte ebenbürtige Beziehungen zu entwickeln; im Privatleben kenne ich nur sehr wenig Leute, die sich andere Rollen suchen und ohne das Vater-Mutter-Kind-Schema auskommen. Daher reduzierte ich meinen Freundeskreis auf die Menschen, bei denen ich mich hilfsbedürftig und unglücklich zeigen konnte; mied jeglichen Kontakt zu Fremden, weil ich mich nicht darauf verlassen konnte, daß sie mich so akzeptierten, wie ich gesehen werden wollte, und daß sie die von mir gewünschte Rolle – die Helferrolle – übernahmen. Beim Anblick meines schwindenden Körpers und meiner hungernden Augen hatten sich meine Freunde automatisch eingefunden. »Wie kann ich dir helfen?« fragten sie – hilflos.

Viele gaben auf, als sie bemerkten, daß ich unbeirrbar an meinem Hungerstreik festhielt. Sie fühlten sich zurückgewiesen, waren aber auch nicht stark genug an mir interessiert, um abzuwarten und eine zweite Ablehnung meinerseits zu riskieren. Ein paar sagten: »Ich weiß, ich kann dir nicht helfen, aber ich bin immer für dich da, wenn du mich brauchst.« Und es gab Zeiten, da war mir ihre Gesellschaft kurzfristig eine große Erleichterung.

Außerdem waren da noch ein paar Freunde, die sich krumm legten, um mir zu helfen, die sich zu Ersatzmamas, -papas und -ärzten machten, weil die echten ihrer Meinung nach nicht genug taten, um mich zu heilen.

Die Energischste war Rowan, eine rothaarige Waliserin, die mir als erste offen ins Gesicht sagte, ich sei magersüchtig. Sie war eine enge

Freundin meiner Zwillingsschwester und hatte sich nach deren Abreise enger an meine Mitbewohnerin und mich angeschlossen. Gemeinsam beklagten wir unseren schmerzlichen Verlust. Wir gaben Rowan einen Wohnungsschlüssel, und sie wurde ein häufiger und gern gesehener Gast. Sie brachte immer Essen mit, weil sie so gerne ißt. Sie sieht auch so aus, als ob es ihr immer unwahrscheinlich schmeckt, sie ist schwer, fleischig und empfindlich bezüglich ihres Übergewichtes.

»Iß! Iß!« drängte Rowan und packte Köstlichkeiten aus einem Delikatessenladen aus. Je mehr sie drängte, desto mehr Vergnügen hatte ich daran, mich zu verweigern.

Als meine Mitbewohnerin in der ersten Phase des Hungerstreiks in Spanien Urlaub machte, begann Rowan allen Ernstes auf mich aufzupassen: Sie schleppte mich aus meiner Einsamkeit auf einen Drink in die Kneipe, wo ich an einem Tomatensaft nippte und mit ihr über Essen sprach – ein harmloser Ersatz fürs Essen.

Einmal sagte sie: »Du bist magersüchtig. Ich habe in der Bibliothek nachgeschlagen, du hast alle Symptome. Ich hab' das schon bei meiner Freundin Mandy erlebt. Sie ist nach Tunesien gefahren und hat es geschafft, ihr Essen pro Tag auf eine Orange herunterzubringen.«

Ich bewunderte Mandy wegen ihrer Selbstbeherrschung. Rowans entschlossener »Du-weißt-daß-du-es-überwinden-kannst«-Ton wurde immer schärfer: Mandy ist heute drüber weg ... du merkst überhaupt nicht mehr, daß sie mal magersüchtig war. Du weißt ja, was passieren wird, wenn du mit dem Hungern so weitermachst ... steht alles in den Büchern: Kollaps, Krankenhaus, Zwangsernährung...

›Warum hält sie nicht den Mund‹, dachte ich schuldbewußt. ›Ich weiß, ich sollte dankbar sein für ihre Bemühungen, aber ich möchte, daß sie mich in Ruhe läßt.‹

Als ich eines Tages nach Hause kam, fand ich in jeder Ecke meiner Wohnung kleine Schüsselchen mit Essen. Nüsse, Kartoffelchips, Rosinen, Kekse, überall verteilt, wohin ich auch ging: in der Küche, im Schlafzimmer, im Wohnzimmer, sogar auf der Toilette. Der Bereich, den ich mir so mühevoll geschaffen hatte, war von meinem schrecklichsten Alptraum überfallen worden. Mit spitzen Fingern,

als ob mich das Essen beißen könnte, trug ich alle Schüsseln in die Toilette und spülte das ganze Zeugs hinunter.
Auf meinem Bett lag ein Artikel, den Rowan aus einem wissenschaftlichen Magazin fotokopiert hatte. Es ging um Magersucht. Ich las ihn begierig. Ein Arzt beschrieb den zyklischen Ablauf von Hungern und Fressen, verdammte alle Standardbehandlungen und lobte seine eigenen, die, wie ich mich dunkel erinnere, hauptsächlich aus Psychotherapie und Hypnose bestanden. Rowan hatte ihre Fleißarbeit gründlich gemacht, sie hatte mir auch seine Telefonnummer hinterlassen. Ich rief an und wurde von einer männlichen Stimme mit deutschem Akzent erschreckt. Der Arzt prophezeite mir die Hölle, wenn ich nicht zu ihm käme.
Ich bin nie hingegangen. Aber seither konnte ich es auch nicht mehr ertragen, Rowan zu sehen. Sie war die Mutter und Krankenschwester, die mich gegen meinen Willen zum Essen zwingen wollte. Was für eine Freundin war sie, daß sie mich so in Panik versetzte, fragte ich mich. Ich fürchtete ihre Tricks, ihre kleinen Schüsselchen mit Essen ängstigten mich. Dabei war das nur ihre Antwort darauf, daß ich »die Kranke« spielte. Weder die praktischen Ärzte noch die Chefärzte kamen voran, also probierte Rowan ihre eigene Medizin, um mich von meiner Selbstzerstörung abzuhalten.
Ich wollte aber nicht Doktor und Krankenschwester mit Rowan spielen – sie kannte mich zu gut. Ein Teil in mir wollte sie bestrafen. Ich gönnte ihr auf keinen Fall die Befriedigung, mich zu heilen.
Freunde, die mit mir Doktor und Krankenschwester spielten, bestärkten mich eher in meiner Widerspenstigkeit und meinem Bedürfnis nach Selbstschutz. Ich wollte nicht, daß sie in meiner Psyche herumwühlten oder wundersame Heilungen erfanden. Ich wollte von ihnen nicht als magersüchtig bezeichnet werden, wollte keinen Stempel aufgezwungen kriegen. Hilfe von diesen Freunden anzunehmen hätte geheißen: klein beigeben und anerkennen, daß sie stärker sind.
Aber ich habe mein Unglück immer lautstark signalisiert. Und manchmal habe ich damit ganz entfernte Gestirne in meinem Sonnensystem erreicht: alte Freunde, mit denen ich schon lange kaum mehr Kontakt hatte. Es gab welche unter ihnen, die meinen Signalen nicht widerstehen konnten, die mich in meinem Unglück anziehen-

der fanden als vorher, als ich nach außen hin glücklich und erfolgreich war.
Ich lebte schon bei meinen Eltern, als Erika anrief. Sie ist die Frau eines früheren Liebhabers von mir, wir haben uns hin und wieder getroffen, fanden uns immer sympathisch, sind uns aber nie nähergekommen. Erika machte sich Sorgen um mich, deshalb rief sie nach so langer Zeit, in der wir nichts voneinander gehört hatten, an, sagte sie. Warum war ich bei meinen Eltern? Stimmte es, was die Leute sagten? War ich magersüchtig?
Bei dem Wort prallte ich zurück. Also, so redeten die alten Freunde über mich. Ich hatte nicht die Absicht, ihr irgendwelche Informationen zum Weitertratschen zu geben. »Können wir nichts für dich tun?« fragte sie. Die Schwester und die Halbschwester ihres Mannes waren beide auch magersüchtig, also wußten sie ein bißchen Bescheid, vielleicht könnten sie helfen, mit Ärzten oder so ...
Ich wünschte, Erika hätte nicht angerufen. Ich hätte dankbar sein sollen, statt dessen haßte ich sie dafür, daß sie mich so bedrängte; haßte sie, denn ihr Verhalten bewirkte, daß ich mich undankbar fühlte. Außerdem wünschte ich mir, sie hätte nicht angerufen, weil sie zu einer Welt gehörte, die ich verlassen wollte; diese Welt hatte eine Karen im Kopf, die ich nicht länger sein wollte. Ich konnte ihr mein bedürftiges Innerstes nicht offenbaren, und ihr ging es genauso. Am Telefon fragte ich, ob es stimme, daß sie auch wegen Magersucht behandelt worden sei. »Nein, nein«, betonte sie, »ich war wegen Schlaflosigkeit im Krankenhaus. Ja, ich bin dünner geworden, aber ich war vorher ja auch viel zu dick ... Weißt du übrigens schon, daß ich meinen Führerschein gemacht habe? Und daß ich meine Prüfungen auf dem College bestanden habe?«
Mit Erleichterung legte ich auf. Erika würde nicht wieder anrufen.

Es war nicht allzu schwierig, sich der Fürsorglichkeit von Freundinnen und Freunde zu entziehen. Bei der Familie sah das anders aus ...
Ich brauchte eine Familie, nachdem diejenige, die ich mir mit meiner Zwillingsschwester aufgebaut hatte, zerbrochen war. Als der Hungerstreik zu meinem neuen Lebensstil wurde, fand ich eine neue Familie, der ich es übertragen konnte, die Nebenrolle in meinem Hungerstreik zu spielen. Jedes ›Ensemblemitglied‹ übernahm bereitwil-

lig seine oder ihre Rolle in meinem Drama. Und jeder hat auch für sich von dieser Rolle etwas gehabt.

Als Schwester adoptierte ich Daisy, die bei derselben Zeitung arbeitete, für die ich übers Fernsehen schrieb. Sie arbeitete als Fotografin, aber auch als »Mädchen für alles«: ein Lehrling im Verlag ihres Onkels. Mit ihren zwanzig war sie immer noch sehr kindlich und sehr eng mit ihrer Familie verbunden.

Den ganzen Tag lang lief Daisy rum, erledigte kleine Arbeiten für mich, brachte mir Kaffee, heiterte mich auf, hätschelte mich wie ein Kind, so daß keiner auf die Idee kommen konnte, daß sie zehn Jahre jünger war als ich. Sie behandelte mich so, wie sie sonst nur mit Tieren (vor allem Pferden) oder Babys (besonders Prinz William) umging. Sie liebte Familien, Familienserien im Fernsehen, die königliche Familie, und am liebsten waren ihr glückliche Familien.

Also wollte Daisy auch, daß ich glücklich war. »Arme kleine Karen«, seufzte sie. »Armes, kleines Ding. Manchmal weine ich deinetwegen nachts ... versuch doch mal, etwas zu essen, und wenn es nur für mich ist – bitte, bitte, versuch es doch ...«

Als Daisy sechzehn war, hatte man bei ihr auch Magersucht festgestellt. Da sie damals aber im Ausland lebte, ist sie der üblichen Ärztetour entkommen. Sie hat den Hungerstreik mit Hilfe ihrer Familie überwunden.

Daisy wollte mir helfen und ermutigte mich ständig, über meine Gefühle zu reden. Sie teilte mein Empfinden, daß die Gefühle real waren, und weinte manchmal sogar über meine Verzweiflung. Sie sagte mir auch immer wieder, wie sehr alle anderen meine Arbeit bewunderten. »Wenn du jetzt noch essen würdest, wärst du wundervoll«, seufzte sie wehmütig.

Um die Mittagszeit holte sie Brötchen für all die eifrigen Schreiber, die an ihren Maschinen und Telefonen festsaßen. Sie selbst aß nicht oft vor anderen, aber sie liebte es, mit mir übers Essen zu sprechen, und erzählte mir immer, was sie alles gegessen hatte. Sie hatte das Gefühl, viel zu essen, und beklagte sich manchmal, daß sie zunahm. Wenn sie über Essen und Dicksein sprach, konnte man immer noch eine gewisse Besessenheit heraushören. Ich hatte den Eindruck, sie wollte, daß andere essen und zunehmen, damit sie mit ihrer Faszination fürs Essen besser zurechtkam.

Aber es war mir einfach nicht möglich, ihr zuliebe zu essen. Und dabei wollte sie es so gerne – viel zu gerne. Auch ihren Traum von einer Welt voller glücklicher Familien konnte ich nicht erfüllen. Ich konnte nicht gesünder werden für sie, obwohl sie mich oft aufbaute, wenn ich es am dringendsten brauchte. Ich konnte weder für sie noch für sonst jemanden gesund werden. Ich mußte für mich gesund werden wollen.

Daisy hat mich vor dem Hungerstreik nicht gekannt. Für sie werde ich immer die Magersüchtige bleiben. Nachdem ich von der Zeitung weg war, traf ich sie einmal bei einer Galerieeröffnung. Ich hatte zugenommen, und alle sagten, wie gut ich aussehe. »Wie schön, dich wiederzusehen«, sagte Daisy herzlich. »Ißt du?«

Es gab nur eine Freundin, für die ich wirklich versucht habe zu essen. Nerissa, die Cousine meiner Mutter. Sie hatte eine gewisse Distanz zu der Familie, weil sie einen nichtjüdischen Mann geheiratet hatte, einen Künstler. Verglichen mit den anderen Familienmitgliedern ihrer Generation führte sie ein Bohémienleben zwischen Künstlern und Schauspielern, ein Leben, das mir immer tapfer, aufregend und engagiert erschienen war, weil sie dem Wunsch, etwas zu erleben, einen größeren Wert beimaß als finanzieller Sicherheit. Zu der Zeit, als sich immer mehr Freunde durch meine Isolation abgewiesen fühlten, suchte ich die Gesellschaft von Nerissa und ihrem Mann. Sie gehörte zur Familie, sie würde meine Eigenheit tolerieren.

Nerissa kochte gerne. Nach ihren Rezepten, die sie in einem Karteikasten sammelt, stellte sie die köstlichsten Gerichte her, um meinen Appetit anzuregen. Es machte ihr ebensoviel Spaß, wie es mir schmeichelte, wenn sie Gerichte zusammenbraute, die mich aus dem Hungerstreik locken sollten. Und es war unser beider Angriff gegen meine Mutter, die es nicht leiden konnte, daß ich so viel Zeit bei Nerissa verbrachte und deren Essen annahm, während ich alles, was sie kochte, nicht einmal anrührte. Was ich schon als Teenager an Nerissa mochte, war ihre Art, mit mir zu reden wie mit einer Erwachsenen. Wir hatten richtig gute Gespräche über alles, was uns wichtig war. Sie interessierte sich für meine Karriere, und ich nahm ihre Kunstbesessenheit ernst.

Während meines zweiten Hungerstreiks gab es eine Zeit, in der ich fast jedes Wochenende zu Nerissa ging, um mich verwöhnen zu lassen. Ich aß – nicht gerade begeistert, aber ich aß –, um Nerissa eine Freude zu machen, um zu zeigen, wie dankbar ich war über ihre mütterliche Fürsorge. Aber je öfter ich zu Nerissa ging, um aufgepäppelt zu werden und Mitgefühl für meinen Zustand zu bekommen, um so mehr behandelte sie mich wie ein Kind.

Anfang Dezember sah es so aus, als würde ich die Weihnachtstage alleine verbringen – in einer kalten Wohnung, ohne Auto, abgeschnitten von der Welt –, da meine Mitbewohnerin wegfuhr. Nerissa lud mich ein, zu ihnen zu kommen. Eine Chance, mich aufzupäppeln. Unser Pakt hieß: ich esse dreimal täglich eine ordentliche Mahlzeit und nehme die Antidepressiva, die mir der Spezialist verschrieben hatte.

Aber plötzlich wurde sie mehr und mehr zu der Mutter, die ich nicht wollte, wie meine eigene Mutter. Sie behandelte mich wie ein Kind, schimpfte, wenn ich meinen Teller nicht leerte. Es wurde immer schwieriger zu essen. Ich wollte ihr die Befriedigung, mich zum Essen zu kriegen, nicht mehr geben, wollte nicht ihr kleines, braves Mädchen sein, das all ihre Leckereien aufaß. Ich wollte selbst die Kontrolle behalten, und wenn es nur darum ging, ob ich die Weihnachtsgans aß oder nicht.

Die Feiertage waren wenig feierlich. Als ich am Tage nach Silvester von einem Spaziergang zurückkam, empfing mich Nerissas Mann mit der Nachricht, daß ihr einziger Neffe überraschend an einer Gehirnblutung gestorben war. Sie wollten allein sein mit ihrem Schmerz. Meine Eltern kamen mich abholen, weil klar war, daß ich nicht allein in meine Wohnung zurückgehen konnte. Als sie mich durch den Schnee zu sich nach Hause transportierten, dachte ich: Wohin ich auch kam, ich brachte nichts als Probleme und Tod. Das war die Strafe für meinen Hungerstreik; die Strafe für das teuflische Spiel, das ich mit Nerissa getrieben hatte.

Es gab da einen merkwürdigen Zufall an jenem Tag: Bei meinem Spaziergang war ich an einem Friedhof vorbeigekommen und hatte den Grabstein von jemandem gefunden, der genau an dem Tag meiner Geburt gestorben war. Ich hatte mir gewünscht, selber der Tote unter der eisigen Erde zu sein. Nun gab es einen Toten – und ich mußte weiterleben.

Warum war nicht ich es, die starb, fragte ich meine Zwillingsschwester. Sie lebte auch wieder bei meinen Eltern, als sie mich von Nerissa nach Hause holten. Es war, als ob wir unsere Jugend noch einmal erlebten oder eine zweite, andere Teenagerzeit durchmachten. Wir hatten beide wieder unser Zimmer unterm Dach, das wir als Teenager bewohnt hatten, weitab von meinen Eltern und meinem Bruder.

In gewisser Weise waren wir aber einander ferner denn je. Die Trennung durch ihre Amerikareise hatte in uns beiden Angst und Schuld erzeugt. Trotzdem war es tröstlich, daß wir zusammen waren und uns umarmen konnten. Manchmal aß ich mit ihr. Sie hat nie versucht, mir Essen reinzuzwingen. Sie bat mich nur, mich in ihrer Gegenwart nicht auszuziehen, weil sie den Anblick meiner Knochen nicht ertragen konnte. Schrecklich fand ich nur, daß wir uns früher hatten helfen können, aber heute dazu unfähig waren.

Außerdem waren wir wieder Teil der Familie. Wir ergriffen Partei. Es gab Zeiten, da sie die Partei meiner Eltern, vor allem meiner Mutter, ergriff, was sie früher nie gemacht hatte. Mein Vertrauen zu ihr sank.

Als ich bei der Zeitung anfing, schlug das Pendel um. Plötzlich dachte sie, ich sei die Glücklichere: Ich hatte einen guten Job, während sie als Freischaffende niemanden fand, der ihre Werke kaufen wollte. Aber ich will den Job ja gar nicht, meinte ich. Wir trieben auseinander. Der Strudel, in dem jede von uns kämpfte, war so stark, daß wir nicht zueinanderfanden. »Ich bin schuld an deiner Magersucht«, sagte sie. »Das meint jedenfalls unsere Mutter. Wäre ich nicht einfach so nach Amerika gegangen, wärst du heute noch völlig normal. Aber sie meint auch, daß es früher oder später sowieso geknallt hätte; so nah wie wir uns waren, das sei einfach ungesund.«

»Dann sind wir ja quitt«, sagte ich, »du sollst meine Magersucht verschuldet haben und ich deinen Nervenzusammenbruch, der dich veranlaßt hat, deinen Job hinzuschmeißen und nach Amerika zu gehen.«

Ich wollte nicht mit ihr streiten. Ich wollte von ihr umarmt und geküßt werden und ihre Wärme spüren. Aber, wie sollte sie das tun, ohne eine Mutter zu werden.

»Du solltest bei deinen Eltern wieder ausziehen«, drängte die Herausgeberin. »Es ist wirklich nicht gut für dich dort, mit deiner Zwillingsschwester und allem drumherum ... Du verdienst jetzt doch genug, um eine Hypothek für eine Wohnung aufzunehmen.«
Sie redete mir manchmal zu; sie dachte, ich bräuchte aufmunternde Gespräche, um über die Runden zu kommen. Sie mochte mich sehr, wir waren alte Freunde, und nun war sie durch ihr Kind auch noch entfernt mit meiner Familie verwandt. Irgendwie schien ich den Familienbanden nicht zu entkommen.
Die Herausgeberin war energisch und nüchtern wie eine englische Gouvernante. Sie sagte, sie hätte mir den Job gegeben, weil ich ein Profi sei. Wenn ich doch nur diese schreckliche Depression abschütteln könnte. Sie war nicht bereit, mich anders als die übrigen Mitarbeiter zu behandeln – weder aus alter Freundschaft noch wegen meiner Magersucht. Sie schickte mich zu Pressekonferenzen, auch wenn ich sie bat, im warmen Büro bleiben zu dürfen, und meine Informationen übers Telefon holen wollte. Bei diversen offiziellen Anlässen ließ sie mich die Zeitung vertreten. Ich mußte mir überlegen: was sollte ich anziehen ... worüber könnte ich reden ... und vor allem: wie konnte ich dem Essen entgehen?
Als Herausgeberin stellte sie die Verläßlichkeit ihrer Mitarbeiter über alle anderen Qualitäten. Nach einem Jahr erklärte sie mir, so könne ich weder weiterleben noch weiterarbeiten. Damals hatte ich gerade gefunden, es ginge. In manchen Augenblicken fühlte ich mich im Gleichgewicht mit meiner Arbeit, der Routine und dem wortlosen Krieg in meinem Elternhaus. Ich hatte jetzt ein Jahr so gelebt, warum nicht weitermachen?
»Damit muß jetzt Schluß sein; die anderen Mitarbeiter fangen an, sich Sorgen um dich zu machen«, sagte die Verlegerin. »Wie gut du auch sein magst, ich werde es nicht zulassen, daß du die ohnehin schon schwierigen Beziehungen zwischen den Mitarbeitern zerstörst. Wenn du nicht bereit bist, deine Situation zu ändern, werde ich dich gehen lassen müssen.«
Wo blieb mein Gleichgewicht? Plötzlich fing ich zu weinen an. Sie redete mir gut zu und riet mir, wieder zu der Psychotherapeutin zu gehen. Dafür könne sie mir auch freigeben, wenn ich wolle.
Sie war sehr freundlich. Versuchte die alte Freundin in mir anzuspre-

chen und sagte, wie sehr sie sich wünschte, die alte Karen wiederzuhaben. »Aber wenn ich wieder anfange zu essen, werde ich mich ändern«, warnte ich sie. »Ich werde nicht mehr verläßlich sein, keine Kontrolle mehr über mich haben.« Ich war am Boden zerstört. Ich wußte, nun kam ich nicht mehr dran vorbei, ich mußte etwas ändern. Wie gut sie es auch verpackt hatte, sie hatte mir ein Ultimatum gestellt. Etwa zur gleichen Zeit erfuhr ich auch von den Plänen meiner Eltern, mich in ein Krankenhaus zu schaffen. Ich hatte immer geglaubt, die Herausgeberin würde mich davor bewahren, aber nun sagte sie, daß sie das nicht tun werde. Alle übten Druck auf mich aus – zu meinem Besten –, um selber den Druck meiner hungernden Gegenwart loszuwerden.

Als ich mich schließlich wirklich änderte, veränderte sich auch ihre Beziehung zu mir. Ich hatte eine neue Persönlichkeit, etwas Neues neben dem Dünnsein und der Aversion gegen Essen. Ich hatte Ideen, eine eigene Meinung. Ich war voller Energie und arbeitete eine Zeitlang noch härter. »Endlich bist du wieder die alte Karen«, sagte die Herausgeberin und umarmte mich herzlich.

Jetzt brauchte ich ihren Schutz und ihre Entschuldigungen nicht mehr; jetzt war ich wie die anderen: Ich akzeptierte auch nicht mehr alles, was sie über unsere Arbeiten sagte oder entschied. Ich hatte die Kraft zur Auseinandersetzung. Mein kämpferischer Geist kehrte zurück. »Du bist zerstörerisch«, sagte sie wie eine richtige Herausgeberin. Jetzt, da ich wieder zu mir gekommen war, protestierte sie dagegen, daß es mir besserging.

Die Veränderung ist es, die angst macht. Jedesmal wenn man sich ändert, setzt man alle seine Freunde aufs Spiel. Als ich mit dem Hungerstreik anfing, habe ich viele meiner früheren Freunde verloren. Als ich nach dem Hungerstreik wieder in eine andere Lebensweise wechselte, habe ich mein hungerndes Image aufs Spiel gesetzt. Manche fanden es leichter, mit meiner Bedürftigkeit als mit meiner neuen Lebensgier umzugehen. Nachdem ich mit ihnen Doktor und Krankenschwester oder Papa und Mama gespielt hatte, lehnten sie es ab, nun neue, womöglich egalitäre Rollen zu übernehmen.

Es gab aber auch Leute, die keines der Spiele mitgemacht haben, aber mir immer nahestanden. Z. B. Belkis, die einmal sagte: »Ich verstehe nicht, wie du für die Zeitung arbeiten kannst. Du verschleuderst dein Talent, du solltest Romane schreiben, etwas Kreatives.« Woher wußte sie? Ein Schauer rann mir über den Rücken, gefolgt von einem Gefühl der Wärme. Für sie war ich ein Mensch, kein Kind und keine Magersüchtige, sondern ein Mensch mit einer Zukunft. Sie sah mich nicht für immer in dieser dünnen Phase verankert. Belkis ist sehr schön. ›Warum beschäftigt sie sich überhaupt mit mir?‹, dachte ich immer. ›Sie sieht so gut aus . . ., mit ihrer Samthaut, ihren zierlichen Händen und Füßen.‹ Sie ist Inderin, in Uganda geboren. Wenn sie von ihrem Land erzählte, erinnerte es mich an meine Kindheit in Südafrika. Wenn sie über ihre Moslemerfahrungen sprach, erinnerte es mich an meine jüdische Erziehung. Es gab viele Gründe für uns, Freundinnen zu werden; aber ich war nicht in der Lage, Freundschaften zu schließen, ich wollte alleine sein. Sie blieb beharrlich. Zuerst sprach sie übers Essen, empfahl mir einen indischen Heilpraktiker, einen Diätassistenten in einem Krankenhaus, der mir helfen könnte. Als ich nicht reagierte, drängte sie nicht weiter. Sie wollte dieses Spiel nicht mitmachen. Warum?

Sie fand mich eine gute Autorin; unsere Achtung bei der Arbeit war gegenseitig. Sie war zwar unerfahrener als Journalistin, wußte aber über die Arbeit bei einer Zeitung und die Hintergründe der Fernsehindustrie viel besser Bescheid. Manchmal halfen wir uns. Wir trafen uns dazu in Cafés und arbeiteten gemeinsam an schwierigen Geschichten. Die gemeinsame Arbeit fesselte uns bisweilen so sehr, daß wir kein Wort übers Essen verloren.

Belkis ließ mich vergessen, daß ich ein reduzierter Mensch war. Mein Benehmen und mein Anblick mögen einseitig gewesen sein, aber sie sah noch etwas anderes in mir, mein mögliches zukünftiges Ich. Für sie war ich keine taube Nuß, die sinnlose Worte produzierte, und dadurch gewann auch die Arbeit wieder an Bedeutung. Sie machte mich zum Helfer, negierte meine Hilflosigkeit. Ich mußte sie gegen die Herausgeberin verteidigen, damit hatte ich plötzlich eine neue Rolle übernommen, ich war für sie verantwortlich, mußte unsere Freundschaft schützen.

Als ich mit dem Hungerstreik aufhörte, hat Belkis den Erfolg der Heilung nicht für sich beansprucht. Sie hat sich aber auch nicht von meinem neuen Ich, das aß, zurückgezogen. »Du bist wie eine

Spinne«, sagte sie, »du webst deine Fäden um Menschen und Träume.«

Be ließ sich nicht in mein Netz ziehen, das verworrene Netz meines Hungers. Be war mir, neben meiner Zwillingsschwester, am nächsten. Nachdem wir alle unser Elternhaus verlassen hatten, haben wir drei neun Jahre lang zusammengelebt. Wir waren wie eine Familie. Be war die ruhigste von uns. Sie ist ein Einzelkind; manchmal zog sie sich völlig zurück und wollte in Ruhe gelassen werden.

Ich hatte gerade die erste Phase des Hungerstreiks hinter mir. Die ganze Nacht hatte ich kein Auge zugetan, da schlüpfte beim Morgengrauen Be in mein Zimmer. Auch sie hatte eine schlaflose Nacht hinter sich. Die ganze Nacht hatte sie an einem Bild von mir gezeichnet: ein blasses Etwas mit einer durchsichtigen Haut, großen, anschuldigenden Augen, langen, glatt heruntergekämmten Haaren, mageren Gliedern, spinnenähnlichen Händen und Füßen und einer busenlosen Brust.

»Das bist du«, sagte sie. »Hungernd oder nicht hungernd, ich finde dich schön. Schau«, und sie zeigte auf ihre Zeichnung. Von meinem Schoß stieg eine rosarote Flamme zu meinem Herzen, in der Mitte weiß, die die Form einer Vagina hatte. Ich starrte erschrocken und mit Freude auf das Bild.

Bevor wir uns kennenlernten und zusammenzogen, hatte Be ihr Privatleben vor ihren Eltern geschützt, vor dem Übermaß an Liebe, die ihr als Einzelkind zuteil wurde. Auch mir gegenüber hat sie sich geschützt; mein Hungerstreik sollte weder ihre Arbeit noch ihre anderen Beziehungen stören. Sie war immer herzlich, freundlich und besorgt, aber wie zu einer Gleichen, nicht wie zu einem Kind oder einer Patientin. Manchmal wollte sie auch Kind oder Patientin sein dürfen, aber sie hat es aufgegeben, von mir Hilfe zu erwarten. Sie war nicht zornig oder enttäuscht. »Das ist Karens Karma«, sagte sie.

Sie wollte, daß ich weiter mit ihr zusammenwohne, aber als ich zu meinen Eltern zog, hat sie das mit Erleichterung akzeptiert. Ich war es, die enttäuscht war. Es war mir nicht gelungen, eine Reaktion von ihr zu erzwingen. Ich hatte die Freundschaft so weit wie irgend möglich belastet.

Aber sie ließ nicht locker und kam mich bei der Zeitung besuchen, manchmal sogar bei meinen Eltern, obwohl sie die Atmosphäre dort haßte. Sie ignorierte meinen Hungerstreik, sagte nichts dazu, wie mager ich geworden war, und redete über Freunde und Arbeit so, als ob das ihr oder mir etwas bedeutete. Manchmal sagte sie, ich sähe schlecht aus. »Nicht weil du dünn bist; es ist die Traurigkeit in deinen Augen«, meinte sie. Mir war unbehaglich, weil es mich an all die Zeiten erinnerte, in denen wir gemeinsam glücklich gewesen waren. Sie kam nicht, damit ich mich wohl fühlte, sondern um unsere Freundschaft zu erhalten, wie ich auch war oder sein würde.

Ich schien die Bestätigung zu brauchen, daß Freunde mich so sehr mochten, daß sie bereit waren, meinetwegen ihr Leben zu ändern und sich zu verleugnen. Aber nur meine Eltern zeigten die heftige Reaktion, die ich zu provozieren versuchte.

Nur wenige Freunde erlaubten mir, meine Krise auszuleben. Meist waren es diejenigen, die selbst schon Krisen hinter sich hatten. Alle anderen schienen vorzugeben, daß sie ein normales Leben führten. Wenn ich es nur versuchte, könnte ich so sein wie sie. Ich sah sie mir an: Wollte ich so leben? Ich zeigte mein Unglück immer offener. Und ich wollte, daß die Leute aufhörten, mich unter Druck zu setzen. Meine jüngere Schwester beschuldigte mich: »Sieh nur, was du allen antust. Deine alten Freunde, die du nicht mehr besuchst, kommen, fast in Tränen aufgelöst, zu mir und wollen wissen, was sie für dich tun können. Alle wollen dir helfen! Warum läßt du sie bloß nicht?«

Es hatte keinen Zweck, keinen Sinn. Nichts, nicht einmal der Frühling konnte meine eingefrorenen Knochen auftauen. Ich fühlte mich gejagt, war aber unfähig zu fliehen. Massen von besorgten Gesichtern verfolgten mich. Zu deinem Besten, zu deinem Besten! Massen von besorgten Gesichtern verschworen sich, um meinen Zustand gegen meinen Willen zu bessern.

»Was nicht in Ordnung, Mädchen? Kann ich helfen? Alles O. K.?« Eine Cockney-Frau, in mittleren Jahren, mit einem Kopftuch beugte sich über mich.

»Das hat komisch ausgesehen gerade. – Bist ganz schön weiß«, sagte sie und tätschelte mir den Kopf.

Ich setzte mich auf, lehnte mich an das Schaufenster. »Es ist alles in

Ordnung, mir ist nur etwas schwindlig, das ist alles. Wirklich – es geht schon wieder.«

Sie ging. Ich starrte auf meine Füße. Der Bürgersteig war naß; es nieselte wieder. Einige Leute blieben neugierig stehen, gingen dann weiter. Ich saß und saß. Mehrere Busse fuhren vorbei, alle in meine Richtung. Wozu einsteigen? Sie würden mich bloß zu Menschen bringen – Freunden, Familien –, die mich gesund machen wollten. Gesund, wie sie. Normal. Einfach leben. Wenn das das Leben ist, dann will ich es nicht.

Die Nässe kroch in mir hoch. Notgedrungen bewegte ich mich. Von wem sollte ich mir Hilfe holen? In all der Zeit hatte ich den Traum, daß mich jemand retten würde. Jemand würde mich in seine weichen, warmen Arme schließen, mich küssen und sagen: »Alles ist gut. Alles ist gut.« Jemand würde mir helfen, ohne mich ändern zu wollen.

Ich kramte in meinem Gedächtnis nach diesem Jemand. Ich hatte längst alle Beziehungen zur Familie, zu Freunden und Medizinmännern durchgespielt. Einen nach dem andern hatte ich vertrieben. Jetzt war ich da, wo ich glaubte, sein zu wollen: allein, absolut allein. So vollkommen reduziert, daß ich gezwungen war, etwas für mich selbst zu tun.

Als ich im Haus meiner Eltern allein war, nahm ich das Telefon und wählte. Eine freundliche Empfangsdame antwortete: »Nein, er ist jetzt nicht zu sprechen. Er hat im Augenblick eine Therapiestunde. Kann er zurückrufen?«

Ich wollte »Nein« sagen, zögerte und hinterließ meine Nummer. Ich wartete neben dem Telefon. Das erste Mal seit Jahren wartete ich auf etwas, das ich wollte.

»Karen, wie schön, von dir zu hören. Es ist ja schon ewige Zeiten her. Ich habe mich nicht gemeldet, weil ich dachte, du möchtest alleine sein.« Michaels Stimme war sehr herzlich. Seine Worte waren offen und voll Gefühl.

»Mir geht's nicht besonders«, sagte ich, »ich brauche deine Hilfe.«

Er war nicht überrascht: Unsere elfjährige Freundschaft und seine Ausbildung zum Psychotherapeuten waren ihm Erklärung genug. Anstatt zu sagen: »Aha, du rufst also nur an, wenn du etwas brauchst«, klang seine Stimme eher nach: »Dazu sind Freunde da.«

Wir trafen uns in seinem Büro in der Klinik. Er hörte mir ernst zu, verlor kein Wort über mein Aussehen und schalt mich auch nicht, daß ich die Psychotherapie abgebrochen hatte – obwohl er mich damals an die Therapeutin vermittelt hatte.
Er spielte weder Vater noch Arzt, und wie Be und Belkis akzeptierte er mich, wie ich war; aber er konnte mir helfen, weil er mir nicht zu nahestand. Außerdem hatte er sich viel und intensiv mit Hilfe beschäftigt (das ist sein Job). Wie kann man helfen, ohne Schuldgefühle und Abhängigkeiten hervorzurufen? Wie kann man jemandem durch Hilfe Kraft geben? Er hatte keine Angst, sich durch seine Hilfe zu sehr zu verstricken, denn er kannte ihre Grenzen.
»Ich kenne jemanden, der helfen kann«, sagte Michael. »Es ist ein Kollege aus der Familientherapie. Er ruft dich an, sobald er kann.«
Warum sollte dieser Kollege anders sein als die anderen Ärzte? Es gab keinen Grund, aber ich vertraute darauf; er würde es sein, weil er von Michael kam. Michael bot mir den Ausweg an, den ich annehmen konnte. Er sagte nicht: »Warum bist du nicht früher gekommen?«
Ich konnte erst kommen, als ich mir selbst helfen konnte.

Der mächtige Mund

> Immer verrät mein Mund,
> was mein Verstand gut versteckt,
> sogar, wenn er mit einem Schal bedeckt.

›Mund‹ bedeutet Mißtrauen. Wörter, die aus einem Munde strömen, bringen Ärger. Speicheltriefender Wahnsinn. Ein Mund voller gierig schnappender Wünsche. Großmaul ißt Frau. Muttermund bringt Babys. Aus dem Mund von dummen Gören.
Halt den Mund: du beißt in meine Brust – Mutter.
Halt den Mund: du machst Schwierigkeiten – Vater.
Ich habe meine Hüften nie gehaßt – sie waren niemals rund.
Ich habe meine Brüste nie gehaßt – sie waren immer eher flach. Meine Arme waren lang und schlank, meine Füße zierlich.
Ich verabscheute meinen Mund, wollte ihn mir aus dem Gesicht reißen, zog daran, mißbrauchte ihn, beschimpfte ihn als schreiende Ursache meine Unglücks. Er war geschmacklos.
Meine Augen sprachen von meinem Leid, aber mein Mund strafte sie Lügen, redete vom Vergnügen. Er war der nackte Ausdruck meiner Sehnsucht, das Leben in den Biß zu kriegen. Unersättlich, nie zufrieden.
Er war verantwortlich für mein Versagen im Essen, im Sex und in der Psychologie. Darum habe ich ihn zugenäht, wie ich es von Leuten gelesen habe, deren Mund im Krankenhaus mit feinen Stichen geschlossen wird, wenn sie einen Eßzwang haben. Ich ließ ein kleines Loch für Koffein und Nikotin. Ich hängte, wie die Haremsfrauen, einen Schal darüber und las entrüstet Berichte von Klitorisbeschneidungen im Fernen Osten.
Mein Mund hatte Liebhabern Sinnlichkeit signalisiert mit offenem Lächeln und verrückten Küssen. Mir sprach er von der Angst, männerfressend zu sein, Menschen zu töten, um Fleisch zu essen. Ich habe ihn für sie geschlossen, habe meinen Wunsch unterdrückt.
Ich habe meinen Mund zu einer schmalen Linie zwischen Hungern und Verschlingen geformt, zu einem dünnen Faden zwischen Normalität und Wahnsinn. Ihn zu öffnen, hieße die Lücke vergrößern.

Ich schloß die Falle. Anstatt das Leben in den Biß zu kriegen, hat mich das Leben gebissen.

Traum *Oktober 1980 (Tagebuch)*

War mit der Familie im Restaurant. Essen fürchterlich. Das Restaurant hatte mehrere Etagen, die über eine schmale Treppe zu erreichen waren. Wir aßen, das Essen war sehr schlecht. Plötzlich fühlte ich, wie sich meine Zähne links oben lockerten. Als ich kaute, fielen sie mir heraus und vermischten sich mit dem Essen. Ich fischte sie wieder heraus, aber irgendwie war es mir nicht wichtig, sie zu retten.
Wir gingen die Treppe runter. Als wir an den Tischen anderer Gäste vorbeigingen, fiel mir auf, daß sie alle süße Nachspeisen aßen – süßes, klebriges Zeug in ekligem Purpur und Rot. Sie konnten die Desserts nicht essen, und auf vielen Tischen standen Teller mit kaum Angerührtem.
Ich ließ einige Zähne fallen und fing wie wild an herumzusuchen, um festzustellen, wie viele ich verloren hatte.

Ich erinnere mich nicht an viele Träume, obwohl mir die Therapie manche näherzubringen schien. Meist träumte ich vom Essen, im Traum konnte ich alles essen, sogar wenn ich mich hinterher ekelte. Meine Zähne zu verlieren, war eine schreckliche Strafe, weil ich stolz auf sie bin. Sie sind gleichmäßig, weiß und glänzend.
Es war eine gerechte Strafe, denn wenn mein Mund zu weich und zu zart war, waren meine Zähne eben zu scharf und zu bedrohlich. Wenn Männer meine zarten Lippen verletzt haben, geschah das nur aus ihrer Angst vor meiner Unersättlichkeit, aus Angst, ich könnte sie beißen, zerkauen, schlucken und wieder ausspucken.
Es dauerte nicht lange, bis ich herausfand, daß mein Hungerstreik eine Waffe gegen Männer war. Wenn ich mich weigerte, mit einem Liebhaber gemeinsam zu essen, zeigte ich ihm damit, daß er mir nicht genügte. Ich lehnte es ab, möglicherweise mit ihm sinnliche Erfahrungen zu machen. Es bereitete mir Genugtuung, den Männern durch mein Dünnerwerden sichtbar beweisen zu können, daß sie mein Fleisch nicht besitzen konnten und daß ich an ihrem kein Interesse hatte.

Im Laufe meines Hungerstreiks habe ich alle Beziehungen zu Freunden und Liebhabern abgebrochen; den Wunsch nach einem Kind aufgegeben. Während Frauen mit Zartheit und Mitleid reagierten, zeigten sich Männer verwirrt und verblüfft. Sie wollten eine Frau, kein knabenhaftes Mädchen im Bett; sie wollten eine Mutter – kein KZ-Kind. Sie fühlten sich merkwürdig schuldig und lehnten mich ab, weil ich ihnen ein schlechtes Gewissen machte.

Beim ersten Hungerstreik hatte ich eben eine lange stürmische Affäre mit einem Mann hinter mir, mit dem ich früher in seiner Wohnung zusammengelebt hatte. Er konnte mir nicht verzeihen, daß ich wieder zu meiner Zwillingsschwester gezogen war. Er hatte um mich gegen meine Freunde, meine Arbeit und meine Schriftstellerei gekämpft. Als ich eins nach dem anderen aufgab, war er zufrieden. Als ich aber auch Essen und Sex strich, fand er, das ginge zu weit. Er erkannte den Protest und meinte, er richte sich ausschließlich gegen ihn. Er aß unwahrscheinlich gerne und hatte Probleme mit seinem Gewicht. Daher empfand er meine Weigerung zu essen als klare Kritik. Je mehr er mir bei den Mahlzeiten schmeichelte oder drohte, um so energischer schloß ich meinen Mund. Ich erinnerte mich an die Erzählung einer ehemaligen Schulfreundin, die wegen Magersucht ins Krankenhaus gekommen war. Der Psychiater hatte gemeint, sie hätte Angst, jemand könnte ihr seinen Penis in den Mund zwingen. Ich hatte Angst davor, daß man mir einen ganzen Mann in den Rachen schob.

Er war Schauspieler und immer auf der Suche nach einem Star an seiner Seite. Dafür war ich nicht schön genug, aber ich genügte als kleines politisches Starlet. Als ich diese Rolle nicht mehr spielen wollte und mich in mein hungerstreikendes Inneres zurückzog, verlor er das Interesse. Ohne Schminke und Rampenlicht blieb nur eine einfache Frau übrig, ich. Ich zeigte sie ihm, und er lehnte ab.

Ich bin einmal nach Edinburgh gefahren, um ihn in einem Stück zu sehen. Auf dem Rückweg nach London hielten wir an einer Autobahnraststätte, wo er mich nötigte zu essen. Er war vier Wochen weg gewesen, und ich war in der Zeit erheblich dünner geworden. Ich sah ihm zu, wie er den Raststätten-Fraß verdrückte. Er wurde wütend und drohte: »Wenn du jetzt nichts ißt, zerquetsche ich das hier in deinem Gesicht.«

Ich hatte auf dem ganzen Rückweg panische Angst und verließ ihn in London sofort. Ich hatte das Gefühl, sicherer zu sein, wenn ich alleine hungerte. Ich wollte nicht von einem Mann zwangsernährt werden.

Als ich den ersten Hungerstreik aufgab, kam auch mein sexueller Appetit mit Vehemenz zurück. Das Essen schmeckte wieder, und auch der Sex erschien mir sinnlicher. Ich nahm das Leben und die Liebe in vollen Zügen zwischen meine Zähne.

Ich verliebte mich in einen Deutschen und ging mit ihm nach Berlin. Ich wollte das Kind, das wir erwarteten. Es schien mir wie eine weitere Bestätigung, daß ich jetzt endlich ein erfülltes, blühendes und kreatives Leben führte. Aber er entschied sich gegen die Vaterschaft, und ich konnte sie ihm nicht aufzwingen. Gegen meinen Willen trieb ich ab. Wieder einmal fühlte ich mich machtlos; und wieder einmal griff ich zur Waffe des Hungerstreiks. Am Tage unserer Trennung gingen wir in eine Pizzeria. Wir saßen draußen, die Sonne schien, es war Frühling in Berlin, und ich beobachtete, wie er aß, während ich an einer Gemüseplatte herumspielte. Er sagte: »Du hast mir nie die Freude gemacht, ein gemeinsames Essen mit mir zu genießen.«

Ich ging nach London zurück in ein klösterliches Dasein. Ich verschwendete weder an Männer noch an Sex einen Gedanken, sie interessierten mich einfach nicht mehr. Und ich wußte, ich wollte keine Kinder, denn keines hätte mir mein verlorenes Baby ersetzen können.

Da war außerdem der Liebhaber meiner Zwillingsschwester, der in meiner Wohnung lebte. Er sagte, er wollte mich, aber ich wollte nicht wieder meine Zwillingsschwester sein. Männer waren fremd, andersartig.

Bei der Zeitung war ich mit Mike, dem zweiten Herausgeber, befreundet. Er haßte seinen Job, träumte von besseren Tagen und schrieb an einem düsteren Roman, den er in seiner Schreibtischschublade versteckte. Er war ein Anhänger der EST-Encounter-Therapie und versuchte im Büro immer alle, zum Gaudium der Journalisten, zu bekehren. Aber er bedauerte mich in meinem Unglück und versuchte, mir etwas von dem Selbstvertrauen einzuflößen, das seine Überzeugung ihm gab. Er wußte, was für ein schwacher und unglücklicher Wurm ich war, sah, wie ich über meinen Artikeln brütete und begriff nicht, warum ich meine Fähigkeiten verleugnete. Manchmal überredete er mich, in die Kneipe mitzukommen, wo ich ihn meist im Dart schlug. Ich zog es vor, die kleinen spitzen Pfeile zu werfen, statt nutzloses Zeug zu reden.

An seinem Geburtstag luden ihn mehrere Mitarbeiter auf einen Drink ein. Ich blieb, weil er offensichtlich Gesellschaft wollte. Er fing an, über Sex zu reden, sagte, daß das meine Angst sei, ich müßte nur ficken, um drüber wegzukommen. Heute nacht, an seinem Geburtstag, mit ihm ficken. »Es könnte der Anfang eines neuen Lebens sein«, versprach er.

Ich war schockiert. Da saß ein Mann, der mir erst vor wenigen Tagen wegen meines Hungerstreiks ernsthaft ins Gewissen geredet hatte, der mir gesagt hatte, daß alle im Büro befürchten, ich könne auf der Straße zusammenklappen, und daß ich sofort wieder essen sollte. Sein Angriff hatte mir angst gemacht, ich hatte ihn mir aber dann mit seiner EST-Konfrontationstaktik erklärt. Nun tönte er, er wolle mit einem Körper ins Bett gehen, der doch schon beim Hinsehen fast zerbrach. Was konnte er von mir wollen? Was hatte ich angeboten, ohne es selbst auch nur zu ahnen? Und wie kam er auf die Idee, daß ich ihn wollte? Ich bot ihm einen Waffenstillstand an: Ich würde mit ihm essen gehen. Er nahm mich beim Wort, und wir gingen einige Wochen später gemeinsam in ein Restaurant. Ich aß ein Gericht nach dem anderen – zwanghaft und gierig. Weiter ging's in ein Kaffeehaus auf einen Nachtisch. Ich hatte ihn gewarnt, daß mein Verlangen unkontrollierbar war; das bewies ich ihm an diesem Abend. Danach ließ er mich in Ruhe, und ich ignorierte ihn.

Die meisten Männer ignorierten mich und akzeptierten mein sexuelles Image. Meine Wut auf sie verflog, je mehr sich mein Kontakt mit ihnen verringerte. Die Menschen wurden sexuell undefinierbar: Sie waren alle angsterregend.

Einige Männer versuchten sich als fütternde Väter. Vielleicht war der Hungerstreik eine Herausforderung für sie, als ob sie den Gipfel eines Berges stürmten oder das Meer bezwangen – ein ungewöhnlicher und schwieriger Kampf. Andere Männer zog mein knabenhafter Mädchenkörper unwiderstehlich an. Ich nannte sie Lolita-Liebhaber. Sie waren alle »in den besten Jahren«, meist geschieden und hatten selber eine Tochter im Teenageralter. Ihr sozialer Status verbot es ihnen, sich kleinen Mädchen im Park zu nähern, sie brauchten weibliche Begleitung, die sie beim Ausgehen vorzeigen konnten, und ich paßte da ausgezeichnet: einerseits eine berufstätige Frau, andererseits der physische Ausdruck der Unschuld.

Ich hatte meinen Hungerstreik eben aufgegeben, war aber immer noch schrecklich dünn, als ich auf einer Party einen amerikanischen Fernsehdirektor kennenlernte. Er lud mich zum Essen ein, und ich nahm aus beruflichem Interesse an. Wir trafen uns in seinem Klub. Als wir auf der Straße auf ein Taxi warteten, legte er schützend seinen Arm um meine Taille, fühlte die Knochen und sagte erfreut: »Mein Gott, sie sind aber unwahrscheinlich dünn.«

Auf dem Weg ins Restaurant erzählte er von seiner Scheidung. Er sagte, seine Frau hätte ihn nie verstanden. Wir hatten die Speisekarte noch nicht richtig aufgeschlagen, als er mich für ein Wochenende nach Paris einlud. Ich antwortete ihm, daß man nicht mit jedem gleich ein Verhältnis anfängt, mit dem man zum Essen ausgeht. Während des Essens erzählte er, er hätte seine Nachforschungen angestellt, alles über mich herausgefunden und entschieden, ich sei sein Typ. Beim Kaffee meinte er: »Sie sind so dünn, daß ich zuerst dachte, sie seien magersüchtig, aber das kann ja nicht sein, sie haben ja eben gegessen.« – Natürlich essen auch Magersüchtige (manchmal), denn täten sie es nicht, wären sie bald tot.

Als wir nach Hause gingen, kämpfte ich ständig gegen seine tolpatschigen Versuche, mich zu berühren. Jedesmal, wenn es ihm doch gelungen war, bemerkte er mit Vergnügen, wie dünn ich sei. »Vielleicht ein bißchen zu dünn, aber unwiderstehlich.«

An meiner Haustür sagte ich ihm, er solle sich nicht die Mühe machen, mich nochmal anzurufen. Ich zog mich aus und sah in den Spiegel. Wie konnte er mich attraktiv finden? Wie krank mußte er im Kopf sein, daß ich ihm als Wunschbild einer Frau erschien? Er war klein und dick – war ich sein dünnes Alter ego? Sollte ich der Beweis sein, daß er eine Frau zum Herzeigen kriegen konnte? Ein Mädchen, das 15 Jahre jünger war als er, eine begehrenswerte Tochter? Ich fand die Idee abstoßend.

In der Zeit, als ich wieder zunahm, suchte ich Männer, die jenem knabenhaften Mädchen ähnelten, das ich gerade ablegte: jüngere Männer, die mir meine Fraulichkeit bestätigten. Zum ersten Mal wehrte ich mich dagegen, für Männer das Kind zu sein, nachdem ich es abgelehnt hatte, das Kind in der Familie zu sein. Ich wollte wieder selbst ein Kind haben.
Immer noch war ich zwischen sexuellen Extremen gefangen. Gab es denn keine Möglichkeit, gab es nur die Wahl zwischen Lolita und der Mutter – gab es nichts, was mir näher war? Ich beantwortete mir die Frage durch Lesen und Schreiben, was ich notfalls auch alleine machen konnte. Andere Bedürfnisse schienen simpel im Vergleich zu der Komplexität des Sex.
Ich kann nicht behaupten, daß ich den Hungerstreik angefangen habe, um meine Sexualität zu zerstören oder um einer körperlichen Angst vor Männern auszuweichen. Sex hatte mir stets Vergnügen bereitet, es waren die daraus folgenden gefühlsmäßigen Verstrickungen, unter denen ich gelitten hatte. Sexuelle Indifferenz und körperliche Unerreichbarkeit waren willkommene Nebeneffekte meines Hungerstreiks. Durch meine Einsamkeit hatte ich einen gewissen Freiraum um mich herum schätzengelernt. Männer bedrohten diesen Freiraum, verlangten, daß ich mich ihrem Rhythmus anpassen sollte, während ich gerade versuchte, einen eigenen zu finden.

Ich habe Männer geliebt und werde sicher noch mehr lieben, aber ich kann mich mit ihrem Frauenbild nicht abfinden. Ich kann keine Göttin auf einem Podest sein: Ich habe versucht, ein ätherisches Wesen zu werden, es hat sich aber herausgestellt, daß ich erdverbunden bin. Ich würde lieber mein eigenes Kind lieben, als die Mutter irgendeines Mannes sein. Ich habe auch nichts dagegen, manchmal die Rolle einer Hure zu spielen, aber nur für flüchtige Augenblicke. Ich sehe immer noch Männer, die vor der alles verzehrenden Frau Angst haben. Vielleicht nehmen Frauen deshalb in der Öffentlichkeit nur kleine höfliche Häppchen zu sich. Würde ich meine Gier zeigen, könnten sie nur davonlaufen. Mein deutscher Liebhaber hat mir den Spitznamen ›mächtige Maus‹ *(mighty mouse)* gegeben – ich habe insgeheim meinen mächtigen Mund *(mighty mouth)* verflucht, der alles verschlingen würde, wenn ich ihn nur ließe. »Mein Liebhaber wollte nur den Teil von mir, der ihm gefiel, der in seine Vorstellungen paßte«, klagte ich meinem Therapeuten. Er antwortete: »Und, wollen wir das nicht alle?«

Ich überlegte und verteidigte mich dann: »Das schon, aber er wollte nur meine unwichtigsten Seiten. Er ignorierte mein wahres Ich.«

Man könnte also sagen, ich hungerte aus und nach Liebe.

Das hungernde Ich

Essen oder Nicht-Essen ...

Die Dänische Pastete. Sie ist groß und rund, spiralenförmig gewunden, mit Rosinen zwischen den Blätterteigschichten; oben drauf eine weiche Zuckerglasur, geröstete Rosinen ragen heraus; im Rohr knusprig überbacken; hauchdünne Mandelblätter stecken in der klebrigen Glasur. Eine süße, reichhaltige Kreation, die Apotheose der Konditorkunst.

Ich stand in einer Schlange, um mir einen Kaffee zu holen, als ich die Dänische Pastete sah. Der Kaffee ist hier stark, dunkel, italienisch. In seiner Schwärze fühle ich das Versprechen der Wiederbelebung. Er ist ganz anders als die durchsichtig dünne Brühe, die ich jeden Tag im Büro trinke. Heute muß ich zehn Tassen getrunken haben ... nein, mehr. Ich habe aufgehört zu zählen. Ich brauche ihn. Jeder neue Artikel, jeder Anruf ist eine neue Hürde, ein Terror. Jedesmal wird es schwieriger, den Hörer abzunehmen. Ich kann mich nicht viel bewegen. Gott sei Dank gibt es Daisy, sie füllt meine Tasse immer wieder unverdrossen auf, damit ich mich auf den Beinen halte. Ich drehe mir eine Zigarette. Zünde sie an. Nehme einen Schluck Kaffee. Habe einen schlechten Geschmack im Mund – Nikotin und Koffein, sonst seit Tagen nichts. Der schlechte Geschmack füllt mich ganz aus. So schmeckt das Leben: abscheulich, gemein, unvermeidlich. Neulich abends habe ich zu meiner Schwester gesagt: »Ich werde diesen schlechten Geschmack nie loswerden. Ich würde mir am liebsten meinen Mund rausschneiden.« Sie hat mich nicht verstanden. Ich habe an meinen Mundwinkeln gerissen, um sie zu überzeugen. Ich habe mit den Nägeln die Wangen zerkratzt, bis Striemen zu sehen waren. Ich mußte sie mit Make-up verdecken, und trotzdem haben mich die Kollegen in der Arbeit gefragt, was ich getrieben habe. Ich erfand Ausreden. Ich spüre noch das wunde Fleisch.

Die Dänische Pastete. Ich muß immer an sie denken. Ich sah auch Cremetorten dort, luftige Eclairs, übervoll mit Sahne. Ich kann nicht verstehen, warum manche Leute diese Eclairs essen; sie sind ein gastronomisches Klischee für Selbstbefriedigung. Ich sah auch einen

Florentiner, ein zartes Gebäck mit Mandeln und Bitterschokolade in der Farbe des Kaffees; darauf einige grüne kandierte Angelikas verstreut und eine rote Glacékirsche in der Mitte. Die Angelika und die Kirsche haben mir mit ihrem künstlichen Aussehen die Lust genommen. Vor allem die Kirsche. Sie ist fast unanständig, wie ein großer roter Nippel auf einer gelb-braunen Brust. Auf jeden Fall hat der Florentiner etwas Unwirkliches, er ist zu dünn und zu zart – oblatenähnlich, wie mein Körper. Wenn ich schon esse, dann will ich etwas Großes, Füllendes. Die Dänische Pastete.

Ich brauche das Gefühl, wie sich mein Bauch füllt. Zum Platzen voll. Die einzige mögliche Befriedigung, die Essen geben kann: dieses Völlegefühl, das die Leere, die ich immer fühle, bekämpft und kompensiert. Fühlen? Was fühle ich eigentlich? Betäubung; außer beim Essen. Da fühle ich wieder. Aber was für ein Terror! Welche Angst! Ich fühle Gier, nicht zu sättigende, lustvolle Gier. Den übermächtigen Drang, mich vollzustopfen. Das Gefühl hüllt mich ein, droht mich zu ersticken. Ich kann nicht aufhören. Halt. Kontrolle. Ich kann mich nicht kontrollieren. Es gibt kein »Ich kann nicht«, sagt meine Mutter. Niemand kann das verstehen. Wenn ich Essen in die Hand nehme, zittere ich. Mein Herz rast. Ich kann nicht atmen. Tief durchatmen, versuche Ruhe zu bewahren. Versuche zu überlegen, was ich mache. Ich esse. Kontrolle entgleitet. Ein kleiner Bissen, und ich bin verloren, verloren in dem Augenblick, in dem ich esse. Ich kann nicht kosten. Ich esse nicht, um zu kosten, ich esse, um ein Loch zu füllen. Aber es bleibt leer, wie das Sieb, mit dem man das Meer trockenlegen will. In mir ist ein Meer der Leere. Bleib ruhig, sage ich zu meinem Herzen; aber es rast besinnungslos. Bleib still, sage ich zu meiner Seele, aber sie entgleitet mir, ist nicht zu halten. Der kleinste Krümel, und ich bin verloren, gefangen im Strudel meiner Begierden. Ich verliere mich in meinem Mund, im Beißen, im Kauen eines gierigen Mundes. Ich werde von meinem eigenen Magen verschlungen.

Kontrolle, sage ich mir selbst. Ich verliere die Kontrolle. Der einfache Geruch von Essen löst eine Lawine in meinem Unterbewußtsein aus. Ich bin gezwungen, so lange zu essen, bis nichts mehr hineingeht, gezwungen von einem gierigen Dämon, der in mir haust und sein Haupt hebt und seine versteckten Zähne bleckt, sobald ich ihn durch Essen zum Leben erwecke. Nur wenn ich esse, habe ich das Gefühl zu leben, empfinde ich Leidenschaft und Aufregung, Angst und Widerwillen. Essen ist die einzige Rettung aus der Betäubung, die mich sonst umschließt. Und seht, was es bringt. Mangel an Kontrolle. Eine entsetzliche, fürchterliche Versklavung: Ich werde zum Tier. Ich verliere die Menschenwürde.

Essen ist die einzige Erlösung aus dem ewigen inneren Monolog. Endlose Zeit wird ausgefüllt. Wie in Trance rase ich mit der Geschwindigkeit meines pulsierenden Herzens hierhin und dorthin. Ich bin aufgepeitscht. Jetzt kann ich mich nur langsam bewegen, jeder Schritt ist eine Überwindung. Es ist nicht nur die körperliche Schwäche, die vom Hungern kommt, obwohl ich die auch nicht leugnen kann. Ich bewege mich nur zentimeterweise, weil ich kein Ziel habe. Wie eine Schnecke krieche ich widerwillig zur Arbeit. Aber wenn mich der Wahn befällt, wie schnell ich mich da bewege! Ich renne von Laden zu Laden, kaufe Sachen, die ich nicht einmal essen mag, beiße fiebrig hinein, werfe sie nach einem Bissen weg, nur um etwas anderes zu versuchen. Ich fühle mich als Opfer einer Kraft in mir, die stärker ist als ich, die mich treibt. Ich bin getrieben, ein Werkzeug ohne Kontrolle.

Unterdrücken, unterdrücken, sage ich zu mir. Unterdrück den Wunsch nach Essen. Schau auf deine Füße, wenn du die Straßen entlanggehst, damit du die Versuchung nicht siehst. Unterdrück Aufregungen und Anregungen. Schrumpf deinen Körper, schrumpf ihn zum Skelett. Knochen können nicht fühlen. Fleisch verrät.

Die Dänische Pastete. Sie geht mir nicht aus dem Kopf. Was passiert, wenn ich mich ergebe? Wie viele Kalorien kann sie haben? Viel – wahrscheinlich mehr als fünfhundert. Aber das ist eine müßige Rechnung. Was können schon fünfhundert Kalorien machen, wenn ich eine Woche lang nichts gegessen habe? Aber wenn ich esse, schwillt mein Gesicht an, jedes Mal. Ein Verrat des Fleisches. Die Leute würden sagen: »Du siehst viel besser aus.« Sie würden wissen, daß ich gegessen habe. Ich könnte das nicht ertragen, ein Geheimnis würde enthüllt. Wie damals, als ich meine Jungfernschaft verloren habe, da war ich auch sicher, daß meine Mutter es sah. Irgend jemand hat mir mal gesagt, am Gang einer Frau könnte man erkennen, ob sie noch eine Jungfrau ist. Ich versuchte so zu gehen wie vorher, als ich unschuldig war, aber ich konnte mich nicht erinnern, wie. Die Leute würden mein Geheimnis entdecken. So ist es auch mit dem Essen. Nicht nur die Angst, selber die Kontrolle zu verlieren, sondern auch die Angst, daß andere Leute Bescheid wissen. Ich kann die Dänische Pastete jetzt nicht mehr sehen, die Theke ist zu weit entfernt. Aber ich erinnere mich an jedes Detail. Groß und rund, spiralenförmig gewunden. Wie ein Schneckenhaus. Ja, es ist ein Schneckenhaus. Und die gerösteten Rosinen, die oben rausragen, sind die kleinen Schmarotzerschnecken, die manchmal auf Schnecken sitzen, plumpe kleine Schmarotzerschnecken. Bevor ich so dünn geworden bin, habe ich mich wie eine Schmarotzerschnecke gefühlt, langsam und fett.

Langsam; ich könnte die Dänische Pastete langsam essen, Krümel für Krümel, sie entblättern, Rosine für Rosine essen, versuchen, den Geschmack auszukosten, Erfüllung und Befriedigung finden. Aber ich weiß, sie würde mich weder füllen noch befriedigen. Ich könnte danach nicht aufhören, ich müßte weitermachen. Ich kann mich nicht darauf verlassen, daß ich weiß, wann ich aufhören muß. Ich wäre gefangen, unfähig, mich zu schützen. Ich wäre auf der Jagd nach dem nächsten Ding und dem nächsten und danach mehr und mehr...

Dann der Ekel vor mir selbst. Nein, ich kann nicht essen. Es ist ekelerregend. Wie eine schleimige, glitschige Schnecke, klebrig, bedeckt mit stinkenden Schmarotzerschnecken. Ich will nicht mal dran denken.

Noch eine Zigarette. Der Kaffee ist kalt. Ich habe ihn kaum angerührt. Er ist bitter. Der schlechte Geschmack in meinem Mund. Wermut. Galle.

Es ist sicherer, anderen beim Essen zuzusehen. Es gibt eine eigenartige Befriedigung. Am Ecktisch beim Fenster werken ein Mann und eine Frau an ihren vollbeladenen Tellern. Sie ißt Lasagne, schiebt sich mit der Gabel dicke Scheiben von cremiger, weißer Sauce, Paste und tomatenrotem Hackfleisch in den Mund. Es ist kochend heiß, ich kann es von hier aus sehen. Er schneidet langsam sein Kalbfleisch, ordnet sein Essen mit wissenschaftlicher Präzision auf seine Gabel: eine Scheibe Fleisch, dann einige Pilze, dann drei grüne Bohnen, dann eine Scheibe Kartoffeln. Jede Gabel nach demselben Muster. Merkwürdig, welche Spiele die Menschen mit ihrem Essen treiben. Ich frage mich, ob er weiß, was er tut. Hin und wieder nehmen sie sich eine Tomate oder ein Blatt Salat aus der gemeinsamen Salatschüssel zwischen ihnen; oder sie nehmen einen Schluck Wein. Sie reden nicht, das Essen fordert ihre ganze Konzentration. Sie sind beide fett, aber sie essen mit offensichtlichem Vergnügen und mit Sorglosigkeit. Sie sehen mich an, vielleicht ist ihnen mein prüfender Blick aufgefallen. Ich senke meine Augen auf die Zeitung vor mir. Ich will nicht, daß sie von meiner Beobachtung wissen. Ich bin ein Spion im Hause des Essens.

Am Tisch neben mir eine Gruppe Italienerinnen, die Cremetorten essen. Teigschichten mit dicker Creme dazwischen. Eine zerteilt ihre Torte mit der Gabel. Creme quillt aus den Rändern. Sie lachen, jede kostet von der Torte der anderen; dabei hecheln sie die Verwandtschaft durch. Sie kommen sich ein bißchen schlimm vor, weil sie wissen, daß es nicht gut für ihre Figur ist. Aber die Gruppe gibt ihnen Sicherheit, sie essen ja in Gesellschaft. Sie teilen das verbotene Vergnügen. Ich habe sie beobachtet, wie sie die Torten ausgesucht haben, es hat ewig gedauert, bis sie sich entschieden hatten. In meiner Erinnerung taucht ein Bild auf – oder vielleicht hat es mir jemand erzählt? –, wie ich als Kind mein Gesicht gegen die Auslage einer Konditorei presse. Irgendein Erwachsener sagt: »Deine Augen sind größer als dein Mund!« Die Qual, sich für ein Tortenstück entscheiden zu müssen und andere stehenzulassen, die vielleicht besser schmeckten, war ungeheuer. Ich erinnere mich zumindest ganz deutlich, wie sehr ich immer bedauerte, was ich bestellt hatte, weil ich überzeugt war, die anderen hatten eine bessere Wahl getroffen. Ich wollte immer bei ihnen kosten, um herauszufinden, was ich versäumte.

Ich spähe hinter meiner Zeitung hervor, in der ich nur zu lesen vorgebe. Ich kann nichts lesen, es steht nichts drinnen. Dieselben Nachrichten wie gestern, heute und morgen. Politik, Tratsch: nur die Namen und Daten werden geändert, um die Illusion zu erhalten, man sei auf dem neuesten Stand. Vielleicht liegt es auch nur an meinen journalistisch verdorbenen Augen; so besessen, wie ich bin, scheint mir nichts wichtig, außer dem inneren Monolog. Die Zeitung ist nur ein Schild, hinter dem ich mich verstecken kann, um zu beobachten,

was andere in dem Café konsumieren. Wenn ich sie zu offensichtlich anstarre, werden sie nervös.
Am nächsten Tisch studiert ein Mann eine Zeitung mit augenscheinlichem Interesse, während er einen Salat ißt. Er scheint nicht wahrzunehmen, was er ißt, als ob es nebensächlich wäre. Wie kann er so beiläufig essen?
Ich sehe auch eine junge Frau, auf den Spaghetti vor ihr liegen Fleischklößchen. Sie schaut gleichgültig in die Runde, während sie die Spaghetti um ihre Gabel wickelt. Sie ist schlank, hübsch und hat schwarze dicke Locken. Wieso hat sie keine Angst, dick zu werden, wenn sie ißt?
Das Paar in der Ecke hat seine Teller leergeputzt. Der Mann geht zur Theke, Kaffee holen. Ich beobachte, wie er die Kuchen beäugt, er zögert einen Augenblick. Dann: warum nicht? Er nimmt zwei Teller – ein Eclair für sich und eine Cremeschnitte für seine Frau. Als er das Tablett herüberträgt, kann ich ihr Gesicht sehen. »Das hättest du nicht tun sollen«, ziert sie sich in gespieltem Entsetzen, gefolgt von lachendem Schimpfen. Mit Vergnügen essen sie die verbotenen Früchte. Es erinnert mich an ein anderes beliebtes Stammlokal, eine Patisserie in Soho. Dort liegen die Kuchen auf großen Tellern auf den Tischen. Der Kunde wählt und zahlt später. Ich liebe es, dort vor einer Tasse Kaffee so nah an den Kuchen zu sitzen – Kenner behaupten, sie seien die besten in ganz London –, und ich genieße es, wie ich widerstehe, während andere schwach werden. Soll ich? Soll ich nicht? Und oh! Das Vergnügen, zu erliegen und sich selbst zu verwöhnen.
Wie können diese Menschen in aller Öffentlichkeit mit solcher Hingabe essen? Schämen sie sich denn nicht, ihre Gier so öffentlich zu zeigen? Ich würde das nicht wagen. Ich würde es noch nicht mal wagen, wenn ich meiner Selbstkontrolle sicher sein könnte. Bestimmt nicht hier. Sie kennen mich hier. Die Kassiererin und die Serviererin wissen, daß ich jeden Abend nach der Arbeit hierherkomme, mehr als eine Stunde sitzen bleibe, meinen Kaffee kalt werden lasse und niemals esse. Und wenn's nur einmal wäre – ich würde dieses Bild zerstören und könnte nie wieder herkommen. Ich würde mich so schämen, als ob ich mich entblößt hätte.
Ja, es ist etwas Unanständiges am Essen. Das Öffnen und Schließen

des Mundes, das Schmatzen und Kauen, all diese Leute hier kauen wie Tiere. Genuß. Sich zum Appetit bekennen, zu einem körperlichen Bedürfnis. Es wirkt unanständig, dieses ständige Zur-Schau-Stellen einer oralen Belohnung.
Es erinnert mich an eine bemerkenswerte Szene in dem Buñuel-Film »Le Phantôme de le Liberté« (Das Gespenst der Freiheit). Die Gäste sind um den Tisch zum Abendessen versammelt. Man merkt, daß sie nicht auf Stühlen, sondern auf Toilettenmuscheln sitzen. Es steht kein Essen auf dem Tisch. Einer der Gäste erhebt sich, stammelt Entschuldigungen. Um die Ecke in einem winzigen Raum schiebt er sich hastig Essen hinein, ohne Genuß. Er taucht wieder auf, wischt sich alle verräterischen Spuren seiner Schuld vom Mund.
Der kalte Kaffee ist schwarz und bitter. Ein schwarzer Kopfschmerz macht sich in meiner linken Schläfe breit. Er ist schwarz vom Kaffee und der Zigarettenasche. Schwarz von dem schwarzen Loch meines leeren Magens. Zeit, nach Hause zu gehen, sich aufs Bett zu setzen und auf den Schlaf zu warten.
Ich gehe langsam hinaus. Ein letzter Blick auf die Dänische Pastete. Ich kann sie jetzt voller Gleichmut ansehen. Ich fürchte die Versuchung nicht mehr. Hätte ich nachgegeben, wäre ich wie all die anderen Leute hier: eine Sklavin meiner Gier. Aber ich bin anders. Sie können alle sehen, daß ich anders bin. Der Mann sieht von seiner Zeitung hoch. Das hübsche Mädchen legt ihre Gabel weg und starrt mich an. Ich bin nicht überrascht. Mitten in einer Hitzewelle, in der sie sich den Schweiß vom Gesicht tupfen, trage ich einen dicken Wollpullover. Und sogar durch diesen dicken Pullover zeichnen sich deutlich meine knochigen Schultern und mein Rücken ab.

Hungerstreik

Ein ungarischer Dichter, den ich kenne, veranstaltete 1970 während seiner Haft einen Hungerstreik; er war im Gefängnis, weil er eines seiner Bücher illegal in Umlauf gebracht hatte. Als er später nach London kam, fragte einer seiner Bewunderer ihn neugierig, wie er sich bei seinem Hungerstreik gefühlt hatte. Hatte er sehr gelitten? Immerhin war er wegen seiner Ausdauer und seiner bemerkenswerten Willenskraft schon zu einer Legende geworden.

»Ich habe jede einzelne Minute genossen«, antwortete der Dichter mit Wohlbehagen. »Ich saß im Gefängnis, ein Verbrecher in den Augen des Staates; gleichzeitig war ich aber ein berühmter Mann geworden, denn täglich kamen viele Menschen zu dem Krankenhaus, um sich nach meinem Zustand zu erkundigen. Die Regierung bat mich inständig aufzugeben, da ich sie in große Schwierigkeiten brachte. So viel Wind hat danach nie mehr jemand um mich gemacht.«

Sein Bewunderer war enttäuscht, aber ich rechnete dem Dichter seine Ehrlichkeit hoch an. Wer einen Hungerstreik macht, wird bei uns in den Himmel gehoben. Er erscheint edel, bis in den Tod bereit, für ein hohes Ziel die Nahrung zu verweigern. Wir kommen gar nicht auf den Gedanken, daß er es womöglich genießt, daß die ganze Aktion seinen eigenen Bedürfnissen entgegenkommt.

Ich begann meinen Hungerstreik auch als Protest, den wirkungsvollsten, den ich aus meiner Position der Ohnmacht heraus inszenieren konnte. Mein Gefängnis waren die sozialen Konventionen und die Rolle als Frau und Berufstätige, die ich mir selber aufgebaut hatte. Da ich schon als Teenager aktive Feministin war, kannte ich meine großen Vorbilder sehr gut: die Suffragetten zu Anfang dieses Jahrhunderts, die exilierten russischen Dissidenten und schließlich die irischen politischen Gefangenen in britischen Gefängnissen.

Wir leben in einer Demokratie und sind stolz auf die Freiheit, alles herausschreien zu können, was wir wollen; aber das heißt noch lange nicht, daß wir auch gehört werden. Ich begann meine Essensverweigerung als Form der Selbstkontrolle und landete beim Hungerstreik, weil es die einzige Form des Protestes schien, die mir zur Verfügung stand, nachdem ich entdeckt hatte, welchen nachhaltigen Eindruck mein Hungern bei anderen hinterließ. Offensichtlich machte Hungern mehr her als das zwar tolerierte, aber unbeachtete Protestgeschrei. Und aller Wahrscheinlichkeit nach stößt es nicht so viele Leute ab wie das Bombenschmeißen. Auch die IRA-Leute und die Suffragetten haben gelernt, daß eine Handvoll Hungerstreikender mehr Verständnis für die Sache einbringt als zahllose Gewaltakte gegen unschuldige Bürger. Selbst Leute, die staatliche Brutalität durchaus zu rechtfertigen wissen, ertragen es merkwürdigerweise nur schwer, wenn Menschen sich selbst quälen. Hungerstreik ist deshalb so wirkungsvoll, weil der hilflose Zuschauer zum Schuldigen gemacht wird.

Zu der Zeit, als meine Auszehrung ihren Höhepunkt erreicht hatte, sah ich in den Gesichtern der anderen die Angst, ich könnte sterben und sie mit blutbefleckten Händen und dem schrecklichen Fluch ihres Versagens zurücklassen. Gleichzeitig mit dem ungeheuren Druck, den ich auf meine Umgebung ausübte, stellte sich bei mir ein Gefühl der Überlegenheit ein. Ich hatte eigentlich keinen klaren Grund, das ist wahr, aber ich benutzte eine Waffe, die schon oft aus gutem Grund eingesetzt worden war. Ich hatte einen schwierigen Weg gewählt und hielt entschlossen gegen alle Anfechtungen daran fest. Dafür stand mir Bewunderung zu oder wenigstens der Genuß, als ungewöhnlich bemerkt zu werden.

Kein Wunder, daß ich diese vorteilhafte Position nur ungern aufgeben wollte. Und es ist auch kein Wunder, daß viele Hungerstreikende in den staatlichen Gefängnissen daran festhalten, bis sie sterben. Aufgeben heißt: sich geschlagen geben, den Ausnahmestatus, den man sich mühsam erkämpft hat, wieder verlieren. Es ist gut möglich, daß sich viele politische Gefangene zu Tode hungern, ohne es eigentlich zu beabsichtigen. Was als Drohung für die anderen begonnen hat, kann sich zu einer Bedrohung seiner selbst verkehren, deren man sich zwar bewußt ist, die man aber dennoch nicht mehr kontrollieren kann. Man wird zum Gefangenen seines eigenen Protestes.

Oft ist es schwerer, aus dem Streik wieder herauszukommen, als damit anzufangen. Wenn man z. B. an die Zwangsernährung denkt – ich erinnere mich noch sehr genau an eine Kampagne Anfang der siebziger Jahre, als die irischen Schwestern Price gegen ihre Verurteilung (wegen Bombenanschlägen) zu lebenslanger Haft mit einem Hungerstreik protestierten. Wir Feministinnen konnten ihre mörderischen Ziele nicht verteidigen. Aber wir konnten gegen die qualvolle und demütigende Zwangsernährung, der sie unterworfen wurden, auf die Barrikaden gehen. Als Straßentheater stellten wir das Grauen dieser Tortur dar: erst die Beruhigungsspritze, dann der eingefettete Schlauch, der tief in den Schlund geführt wird, und schließlich die ekelerregende Szene, wenn fast die ganze stinkende Flüssigkeit, die in ihre rebellierenden Mägen gepumpt worden ist, wieder hochkommt. Manche Ärzte erregten sich beschämt über ihre Berufskollegen, die sich zu solchen Torturen hergaben, und Minister erfanden Ausflüchte, wenn es galt, die Zwangsernährung zu verteidigen. Für uns »einfache« Hungerstreikende, die wir den Stempel »magersüchtig« tragen, ist der Gedanke an Zwangsernährung ebenso entsetzlich, und wir haben ähnliche Hemmungen, unsere Niederlage zu bekennen und wieder zu essen.

Eigentlich hatte ich schon früher sagen wollen: »Ich bin es leid, ich möchte mit dieser Selbstquälerei aufhören.« Aber ich habe immer weitergestreikt, weil es keinen Ausweg zu geben schien, der mir meine Selbstachtung gelassen hätte. Ich mußte mich erst zum Verlust meiner Selbstachtung durchringen, ehe ich sagen konnte: lieber aufhören als sterben. Das konnte ich aber erst zugeben, nachdem ich bei Menschen Hilfe gefunden hatte, von denen ich mich verstanden fühlte und die mir halfen, meine Ansprüche zu erfüllen. Erst da konnte ich es mir leisten, jene Selbstachtung aufzugeben, die ich mir im Hungerstreik mühsam aufgebaut hatte und gegen einen neuen Selbstrespekt einzutauschen; denn endlich hatte jemand anderer anerkannt, daß ich echte Gründe hatte zu protestieren.

Ich muß zugeben, daß mich von Zeit zu Zeit diese Waffe immer noch lockt. Schließlich war sie höchst effektiv: Sie zwang viele Leute dazu, meine Bedürfnisse zur Kenntnis zu nehmen; in erster Linie zwang sie meine Familie, insbesondere meine Eltern, in eine Konfrontationskrise, die wir vielleicht anders nie erreicht hätten und die ich benötigte. Mich zwang sie dazu, mein Leben und meine Beziehungen zu Menschen zu ändern. In meinem selbstgeschaffenen Gefängnis mit seinen Glaswänden zog ich mich buchstäblich bis auf die Knochen aus, legte mich vollkommen bloß.

Dieser Schock brachte meine Umgebung dazu, mich und sich selber genauer zu betrachten. Es hat sie tiefer bewegt als alle Worte. Die Hungerstreikende steht über und neben der Gesellschaft, und genau da wollte ich sein. Das war das Ziel der Suffragetten, der IRA-Gefangenen und meines ungarischen Freundes. Mag sein, daß andere mich wegen des Hungerns als Behinderte ansahen. In meinen Augen war ich eine Heldin, der Star eines klassischen Dramas.

Ich meine, das Recht der politischen und psychischen Gefangenen auf Streik durch Hungern muß respektiert werden. Wenn man sagt:

»Mach nur so weiter, es ist zwar schrecklich, so zu sterben, aber du hast es dir ja selbst ausgesucht ...«, wird die Waffe stumpf.
In der Familientherapie sagte mir der Therapeut einmal: »Wenn Sie sterben wollen, haben Sie das Recht dazu, ich kann Sie nicht aufhalten. Aber dann bitten Sie mich nicht um Hilfe; ich behandele keine hoffnungslosen Fälle.« Meine Eltern waren schockiert, dabei war er nur offen und ehrlich. Er fügte hinzu, daß er mich nicht auf dem Gewissen haben wollte. Wenn ich mit ihm kommunizieren und meine Bedürfnisse darlegen wollte, müßte ich dafür einen anderen Weg finden. Er weigerte sich, mein Gefängnis zu betreten, weil er wußte, daß es daraus keinen Ausweg gab, außerdem gewinnt er gerne.
Ich wäre aber nie auf ihn eingegangen, wenn ich den Eindruck gehabt hätte, es ginge ihm nur darum, mich aus dem Protest zu locken. Ich merkte, daß er meinen Protest berechtigt fand und nur die Mittel ablehnte. Er machte deutlich, daß er sich durch diese nicht beeinflussen ließ und zeigte mir so die Grenzen des Streiks. Ich wußte auch, daß er anders war als meine Freunde, meine Familie und die Medizinmänner – er würde es sich nicht als Sieg über mich anrechnen oder als Zeichen meiner Unterwerfung werten, wenn ich aufgäbe.
So habe ich gelernt, daß man einen Hungerstreik nur beenden kann, wenn man einen ehrenhaften Frieden geboten bekommt. Der Ausweg führte über die Erkenntnis meiner Bedürfnisse nach Essen, Liebe, Leben, ohne Angst, sich wegen der Gier vor sich selbst zu ekeln. Der Therapeut gewann meinen Respekt – am Anfang nur zähneknirschend. Als ich aber damit den Wert eines anderen Menschen wieder entdeckt hatte, konnte ich auch den Wert, den er in mir gefunden hatte, nachempfinden.

Essen und Fasten

> »Ich halte strikt Diät, aber bei jedem Kartoffelchip, den ich sehe, kommen mir die Tränen.« (Zitat einer dünnen amerikanischen Erbin aus einer Frauenzeitschrift.)

Ehrlich betrachtet: in der fetten westlichen Welt bewundern die meisten Leute die Selbstbeherrschung der Dünnen, beneiden sie um ihre

Fähigkeit, der Versuchung »Essen« zu widerstehen. Diätpläne verkaufen sich ebenso gut wie Kochbücher, und alles zielt aufs Hungern ab. Daher haben mir viele Frauen Komplimente für meine schmale Figur gemacht und gewünscht, sie hätten die Kraft, es mir gleichzutun.

Nichtsdestoweniger bin ich überzeugt davon, daß der Wunsch, aus Schönheitsgründen schlank zu sein, nur sehr wenig zu tun hat mit dem Zwang zu hungern. Hätte es denselben Ursprung, würde jeder, der eine Diät macht, früher oder später zum Skelett werden. Tatsache ist, daß die wenigsten Frauen dieses Extrem erreichen.

Ich führte meinen Wunsch zu hungern eher auf das Bedürfnis zurück, meinen nicht zu stillenden Appetit unter Kontrolle zu halten. Wie ein Alkoholiker, der sich von jedem Tropfen fernhalten muß, fand ich es nötig, Essen ganz zu vermeiden, weil schon der kleinste Krümel unkontrolliertem Fressen Tür und Tor öffnen konnte. »Die Küche ist eine Gefahrenquelle«, habe ich einmal meiner ersten Therapeutin gesagt.

Für den Rest der Welt wird man einfach dünner, die Diät ist mehr als eine Marotte und wird bedrohlich. Wenn man, wie ich, mitten in diesem Prozeß steckt, kann man die verschiedenen Phasen unterscheiden und ihre Bedeutung erkennen. Anfangs gefielen mir die Komplimente, die ich – hauptsächlich von Frauen – für meinen Gewichtsverlust bekam, obwohl ich eigentlich immer schlank und unter dem Durchschnittsgewicht war.

Was mir gefiel, war die wachsende Anteilnahme meiner Umgebung. Leer, wie ich mich fühlte, konnte ich selbst nichts geben, aber mein geschrumpftes Erscheinungsbild wurde zum Gesprächsthema Nummer eins. Ich war die Dünne, später wurde ich das Skelett, noch später das KZ-Kind. Mit der Zeit brauchte ich diese Bilder, mit denen Außenstehende mich beschrieben. Ich fand es schwierig, mich selbst anders zu sehen.

Dazu kam die tiefe Befriedigung, die ich in der Verweigerung des Essens fand. Ich fühlte mich allen anderen überlegen, die – eingefangen in der Welt der Materie – essen und schlafen mußten, um sich auf den Beinen zu halten. Ich brauchte zum Überleben nur meinen Verstand, der von der Vorstellung gespeist wurde, ich könnte mich von meinem Körper befreien.

Das Gefühl war real, keine Einbildung. Warum preisen wohl Mystiker die euphorischen Zustände des Fastens? Wenn man nichts ißt, fühlt man sich nach einiger Zeit wirklich wie auf Wolken. Es ist, als ob man »high« wäre, ohne Drogen zu brauchen, und den »Trip« zieht man aus der eigenen Fähigkeit, die Erdschwere zu überwinden. In diesem Zustand ist es viel einfacher, sich in sich selbst zurückzuziehen, die Häßlichkeit des menschlichen Daseins auszuschließen.
Nach der Reinigung eines langen Hungerns bekommt Essen nie wieder dieselbe Bedeutung, das heißt aber nicht, daß sogenannte Magersüchtige nie wieder gesund werden können. Der Grund, warum ich die gängigen Heilmethoden in Krankenhäusern abgelehnt habe und warum ich mich so vehement dagegen gewehrt habe, ist einfach: Sie zielen alle darauf ab, die Patientinnen wieder zu normalen Esserinnen zu machen. Die Kranke lernt unter der Knute, wann und wieviel sie zu essen hat. Es ist daher nicht verwunderlich, daß sie – sofort nach der Entlassung aus dem Krankenhaus oder bei der ersten Krise – wieder in ihr altes Hungersystem zurückverfällt.
Ein angelerntes Eßverhalten birgt, ebenso wie jede kalorienreduzierte Diät, die Gefahr des Rückfalls. Es überrascht auch nicht, daß viele Leute eher zunehmen, wenn sie versuchen, Gewicht loszuwerden, weil sie zu viel über das Essen nachdenken, allzu leicht wird es zu einer Obsession. Als ich im Hungerstreik gefangen war, sah ich auch keinen Sinn darin, aufzuhören, wo doch die Alternative zu heißen schien: ein Leben lang an einen starren Eßplan gebunden sein. Das war das einzige, was mir all die Ärzte versprechen konnten.
Ich hatte eine andere Vorstellung. Ich habe mir den Hungerstreik ausgesucht, warum sollte ich mir nicht ebenso aussuchen können, wann und was ich essen wollte? Ich habe darüber nie gesprochen, denn zum Glück war der Therapeut nicht im geringsten daran interessiert, was ich wog oder was ich aß. (Einmal hat er zu meinen Eltern allerdings gesagt, daß ich ein bißchen dünn sei für seinen Geschmack. – »Aber«, entkräftete er seine Aussage, »Karen mag anderer Meinung sein; ich, als Deutscher, mag Frauen lieber, die ein bißchen runder sind.«) Wir scheinen sehr früh in unserer Kindheit die Fähigkeit zu verlieren, unsere körperlichen Bedürfnisse nach unserem eigenen Rhythmus zu befriedigen. Wir arbeiten, essen und schlafen nach einem Schema, das uns unsere soziale Umwelt vor-

legt. Ich habe nie viel geschlafen und am liebsten in den frühen Morgenstunden gearbeitet, wenn mich keine anderen wachen Geister stören. Ich bin beim Essen immer heikel gewesen, aber es war mir verboten, etwas abzulehnen – aus Höflichkeit.

Während ich hungerte, war es mir ein großes Vergnügen, anderen beim Essen zuzusehen. Ich koche noch heute gerne große Menüs mit mehreren Gängen für Freunde, obwohl ich, wenn alles fertig ist, oft keinen Hunger mehr habe. Ich beobachte heute sehr genau, wie andere essen, und finde es immer merkwürdiger, daß Hungernde Außenseiter werden, wo doch alle eigenartige Eßgewohnheiten haben. Im großen und ganzen befolgen wir alle die Eßgewohnheiten, die uns von unseren Müttern oder in der Schule beigebracht wurden; das heißt im Klartext, wir betrügen die ganze Zeit. Die Regel von drei großen Mahlzeiten am Tag gibt es in Wirklichkeit nicht, sie ist eine statistische Erfindung.

Nachdem das Hungern mich in eine Art Kindheit zurückgeworfen hatte, konnte ich dort wieder anfangen, ein Gefühl für meine Bedürfnisse aufzubauen. Ich habe die Festanstellung hingeschmissen und mein Leben in einem neuen Rhythmus besser organisiert. Dies ist nicht jedermann möglich, und es ist wahrscheinlich nur eine Übergangsphase, oder eine, die von Zeit zu Zeit nötig ist. Z. B. schlafe ich manchmal nur am Nachmittag, oder ich gehe einen ganzen Tag lang nur spazieren oder höre nur Musik. Und ich esse zu ungewöhnlichen Zeiten, obwohl ich das selbst nicht so empfinde. Wenn ich arbeite, kann ich nicht essen, weil ich das Gefühl habe, es verlangsamt mein Arbeitstempo und lenkt mich ab. Es gibt Zeiten, da bin ich entspannt und knabbere ständig etwas; an anderen Tagen esse ich nur eine Mahlzeit. Ich esse aber nie regelmäßig dreimal am Tag.

Außerdem entsteht das Problem auch durch andere Leute. Niemand würde dir ein Buch aufdrängen oder dich zwingen, bestimmte Sachen anzuziehen, wenn du sie besuchst, aber sie bestehen darauf, daß du ihr Essen zu dir nimmst – so wie sie es zubereiten und zu dem Zeitpunkt, da sie es dir vorsetzen. Eine Ablehnung kommt meist einer Beleidigung gleich. Die Anthropologen gehen davon aus, daß Essen das wichtigste Kommunikationsmittel ist; wenn man seine eigene Art zu essen entwickelt, macht man deutlich, daß man anders ist.

Die meisten Menschen behalten dieses Anderssein für sich, sonst liefen sie Gefahr, als Außenseiter abgestempelt zu werden. Ich finde es heute einfacher, dieses Risiko einzugehen und klarzumachen, was ich essen werde und was ich mir vorbehalte zu verweigern. Da die Juden aus Tradition kein Schweinefleisch essen, hatte ich schon einige Erfahrungen damit, was es heißt, mein Anderssein durch Essen auszudrücken.

Das ist wahrscheinlich auch die Verbindung zwischen Essen, Hungern und meiner Angst vor anderen Menschen. Ich fühlte mich anders, hatte aber Angst, es zu zeigen, weil man mich dann vielleicht für fremd oder minderwertig hielt. Ich bin gierig nach Leben – nicht nach Essen – in einer Gesellschaft, die Selbstbeherrschung sehr hoch bewertet. Ich habe gehungert, um meine Angst vor dem Urteil anderer zu verstecken. Indem ich fastete, stand ich jenseits jeden Urteils, habe aber meine Individualität behalten.

Ein Kartoffelchip bringt mich nicht zum Weinen: Ich esse es, oder ich lasse es, aber mit Vergnügen. Vielleicht esse ich lieber um fünf Uhr früh Erdnüsse im Bett.

Die knabenhafte Frau

Wenn sich das freiwillige Hungern nur im Kopf abspielte, würden sich die Leute weniger darum kümmern. Es ist der jammervolle Körper, bar jeden Fleisches, nackter als ein Neugeborenes, der Horror erzeugt und nach Hilfe zu schreien scheint. Darin zu leben ist sowohl Schmerz als auch Lust.

Leute, die regelmäßig Diät machen, werden die anfängliche Befriedigung, Gewicht zu verlieren, kennen, den Triumph, das Fleisch besiegt zu haben, den Körper unter seine natürliche Form gezwungen zu haben. Wenn Leute mich fragten, was ich mit dem Hungern erreichen wollte, habe ich nicht geantwortet. Daraus schlossen sie, daß es mein sichtbarer Schrei der Verzweiflung war. Aber ich hatte andere Ziele.

Ich wollte mich nach dem Bild, das ich von mir hatte, neu schaffen. Mein Wunschbild war ein körperliches Wesen, das über die Schwerkraft erhaben ist. Ich hatte mich lange Zeit schwer, träge und wie erschlagen gefühlt. Da ich mir den Mühlstein nicht vom Halse schaffen konnte, wollte ich wenigstens das Fett von meinem Körper loswerden. Die Leichtigkeit, mit der ich das erreichte, bestärkte mein Selbstgefühl. Ich hatte selbständig etwas erreicht – in einer Welt, auf die ich keinen Einfluß hatte. Ich hatte meine Selbstkontrolle bewiesen, andere gezwungen, mir Aufmerksamkeit zu schenken, und mich außerdem mit meinem Körper ausgesöhnt, den ich vorher nie ganz akzeptiert hatte. Es wird oft behauptet, daß sogenannte magersüchtige Frauen sich nach der goldenen Zeit vor der Pubertät zurücksehnen. Das Ausbleiben der Periode, das dafür typisch ist, scheint diese Theorie zu bestätigen – aber es gibt so viele Frauen, bei denen ist die Periode z. B. nach einem Schock, wegen einer Depression oder aus anderen erklärlichen bzw. unerklärlichen Gründen ausgeblieben. Frauen, die hungern, tun das nicht absichtlich, weil sie die Fähigkeit verlieren wollen, schwanger zu werden – noch nicht einmal dann, wenn sie Angst vor einer Mutterschaft haben. Für mich war das Ausbleiben der Periode eine Erleichterung, weil ich mich um eine unbequeme körperliche Funktion nicht mehr kümmern mußte: Es brachte mich dem Ziel, das ich verfolgte, näher. Nichts zwingt einen so stark in die Realität zurück, wie Blutflecken in der Hose. Ich aber wollte meine Realität vergessen.

Mein Wunschbild war nicht das Mädchen vor der Pubertät, das war mir zu unfertig, zu erdnah, auf der Suche nach Fraulichkeit. Männer mit ihren Lolita-Phantasien und Dichter haben in der Literatur ein Bild des schlanken, unschuldigen, jungen Mädchens geschaffen. Ich war einmal so ein Wesen, und ich erinnere mich deutlich, daß ich von einem Fahrrad, weichen Seidenwürmern zum Spinnen und von den Doughnuts (Berliner Pfannkuchen) träumte, die mein malayisches Kindermädchen für mich machte, wenn ich brav war. Ich wickelte mir den trägerlosen BH meiner Mutter um, stopfte Socken hinein, betrachtete mich im Spiegel damit und fragte mich, ob ich je so einen aufregenden Busen haben werde. Nachdem ich die Figur eines Mannequins erreicht hatte, habe ich meinen Körper aus einem anderen Grund weiter runtergetrimmt – um Sex ebenso zu überwinden, wie mein Verstand die körperliche Realität überwand. Ich wollte meinem körperlichen Wunschbild nahekommen, einer Kombination aus Mann und Frau, dem sogenannten androgynen Menschen. Manche

Experten behaupten, daß die hungernde Frau versucht, den Körper des Jungen zu bekommen, als der sie irrtümlich nicht geboren wurde. Dies wird oft in Zusammenhang gebracht mit der Beobachtung, daß magersüchtige Frauen sich eher Söhne als Töchter wünschen. Wenn »ein Junge sein« bedeutet, daß man sich ein eigenes Fahrrad wünscht und bestimmte Dinge einem nicht verboten werden, die man als Mädchen nicht tun darf, muß ich zugeben, daß ich es mir manchmal wünschte. Aber eine der guten Seiten meines Erwachsenwerdens lag darin, daß ich herausfand: Frauen haben sich trotz jahrtausendealter Unterjochung nicht unterkriegen lassen. Die Frauenbewegung machte mich stolz darauf, eine Frau zu sein; ich hätte mit keinem Mann mehr tauschen wollen. Ich war mir aber auch dessen bewußt, daß andere meine Denkweise als männlich bezeichneten. Wenn ich wollte, konnte ich denken, wie Männer es oft versuchen: logisch, rational, intellektuell, scharf. Ich habe Mathematik studiert – nicht, weil ich einen maskulinen Verstand habe –, was mir beibrachte, wie Männer Gedanken entwickeln. Ich genoß diese geistige Gymnastik, sie gab mir das Gefühl, ich könnte selbst das Unendliche erreichen.

Als ich versuchte, meinen Körper umzugestalten, wollte ich das physische Echo meines gespaltenen geistigen Zustandes erreichen. Das knabenhafte Element in meiner Phantasie war sehr stark; ich bemerkte, daß die Liebhaber, die ich am attraktivsten fand, alle eine jungenhafte Ausstrahlung hatten. In der Regel sind es eher die schmalen Hüften und knackigen Popos der Männer, die mir auffallen, als die der jungen Mädchen, die auf dem Wege sind, Frauen zu werden. Wenn ich mich im Spiegel ansah, stellte ich fest: ich hatte meine Hüften auf eine gerade Linie reduziert, die Oberschenkel bestanden nur noch aus Muskeln – der Spiegel lächelte vor Vergnügen über mein Ebenbild und sein unklares Geschlecht. Ich kaufte meine Hosen in den Abteilungen für Jungen und trug sie zu den weichsten Chiffon- oder Seidenblusen. Ich wurde zum griechischen Idealjüngling, zu seinem Bild im Teich – und gleichzeitig war ich das schattenhafte, koboldartige Echo, dessen Liebe er eroberte.

Mit der Zeit verlor ich das Interesse an meinem Ebenbild. Liebe findet keinen Nährboden, wenn sie nur aus passivem Ansehen besteht. Ich wurde mehr und mehr zu einem Geist, den es danach verlangte, seinen störenden Körper endgültig loszuwerden. Ich wollte meinen Verstand von allen Anzeichen körperlicher Bedürfnisse befreien. Bis zu einem gewissen Grad ist mir das mit dem Essen gelungen; aber es gab noch so viele unangenehme Pflichten, die der Körper einem abverlangte. Haare waschen, baden, an- und ausziehen, gehen und sitzen. Ich fühlte mich am glücklichsten, wenn ich mich rein geistigen Betrachtungen hingeben konnte, z. B. machte ich nur für mich endlose Wortspiele, aber ich wurde immer von der rauhen Umwelt herausgerissen.

Wenn ich über Tod oder Selbstmord sprach, dachte ich ausschließlich an das fleischliche Ende, vergaß völlig, daß ich auch den Geist aufgeben müßte. Ich sprach von Leere, war aber von meinem innersten Wesen erfüllt, dem Wesen, das weder verlorengehen, noch zerstört werden kann. Ich habe es nicht einmal vor mir selbst eingestanden, aber ich wünschte mir eine Reinkarnation in einer anderen Form, nicht die Wiedergeburt in diese unwirtliche Welt des Fleisches. (Ich glaube heute noch, ich könnte in einem anderen Leben eine Katze sein, eine elegante, weibliche Katze.)

Ich habe meinen Verstand zusammengehalten, als ich den Hungerstreik aufgab, und das hat mir über die körperlichen Veränderungen hinweggeholfen, die nötig sind, um das Leben wiederzugewinnen. Ich konnte meinen Körper nicht betrachten, denn ich fürchtete, daß ich mir seiner zu stark bewußt war; die Beschäftigung mit ihm hätte mich vom Gesundwerden abhalten können, hätte mein Gewicht wieder reduziert. Ich konzentrierte mich statt dessen auf eine intensive, fast körperlose Sensibilität, durch die mir der Anblick von Blumen oder eine Symphonie ebensoviel Vergnügen bereitete wie Berühren oder Essen.

Ich erlebe nun die Frau in mir und begrüße die monatlichen Blutungen, weil sie mich in mein Geschlecht einbinden. Aber tief in mir bin ich mir meines androgynen Wesens als Definition meines Seins bewußt. Ich muß die körperliche Wandlung nicht mehr nachvollziehen, muß meinen Körper nicht mehr zwingen, sich an meine geistigen Phantasien anzupassen; in meinem Körper kann ich – je nachdem, wonach mir ist – sowohl Junge als auch Mädchen sein. Die Selbstkontrolle, die ich beim Hungern geübt habe, nutze ich jetzt, um mein Leben nach meinen Wünschen zu gestalten. Die Grenzen des menschlichen Lebens, wie Alter, Geschlecht, Ort, Zeit, können nur zum Gefängnis werden, wenn wir ihre Macht akzeptieren.

Eine vollkommene Puritanerin

Von Natur aus wären wir vielleicht alle Lebenskünstler, wenn uns nicht der schreckliche Puritaner in uns jedes Vergnügen durch seine ständige Kritik vermiesen würde. Hungern war nur ein Aspekt meiner Selbstverleugnung. Ich lehnte jedwedes Vergnügen ab und beobachtete andere, die es sich gönnten, mit den mißgünstigen Augen einer Puritanerin.

Ich machte mir Hamlets Philosophie zu eigen:

Wie ekel schal und flach und unersprießlich
Scheint mir das ganze Treiben dieser Welt!

und fügte zu seinem müden Seufzer hinzu: Wörter, Wörter, Wörter ... was mir besonders passend erschien, weil ich jeden Tag Tausende von Wörtern produzierte, deren einzige Bestimmung es zu sein schien, irgendeinen Platz zu füllen.

Die Zerstreuung durch Filme, Fernsehen, Gesellschaft, Musik oder Bücher brauche ich mir erst gar nicht zu verweigern. Ich konnte das alles ohnedies nicht aufnehmen. Ich fühlte mich leer, aber nichts, was ich konsumierte, konnte das Loch stopfen. Ich lehnte alles ab, außer Wärme und einem Dach überm Kopf. Ich reduzierte mein Leben ebenso sehr wie meinen Körper. Ich fragte mich oft, wie andere ihre Zeit füllen und ob sie bei ihren Unternehmungen das Vergnügen finden, das sie vorgeben. Ich suchte nach etwas Tiefschürfenderem als dem neuesten Film.

Diese Art der Askese schadet nicht, im Gegenteil: ich sehe einige Vorteile darin, solange sie nicht als Wertmaßstab für andere eingesetzt wird, sondern von jedem freiwillig gewählt ist. Ich möchte keine Nonne sein, die das weltliche Leben ablehnt, aber ich erkenne den Reiz eines klösterlichen Daseins. Ich fühle mich durch mein Hungern und meinen Rückzug gereinigt; aber es gibt sicher gefahrlosere Wege dahin.

Erst heute erkenne ich mein Ziel, damals konnte ich es nur beschreiben, nicht analysieren. Der geistige und körperliche Wunsch, androgyn zu werden, die Gier, sich von beiden Seiten das Beste zu holen, ging noch mit einem anderen Bedürfnis nach Vollkommenheit einher: dem Puritanismus, der mich veranlaßte, mir jedes Vergnügen zu versagen. Zuzugeben, daß ich irgend etwas genoß, hätte meine Perfektion befleckt, hätte mich unter die Sterblichen zurückgeworfen, die mit beiden Beinen auf der Erde standen.

Ich meine nicht Stärke und Überlegenheit, obwohl ich beides haben wollte, sondern Schwäche und Angst vor der Versuchung. Ich war so gierig: Was würde passieren, wenn ich meinen Sinnen freien Lauf ließe? Welcher Abgrund würde sich auftun? Der Puritanismus hielt das alles fein unter Verschluß. Ich konnte meine kindliche Unschuld nicht wiedererlangen, wie sehr ich mich auch darum bemühte, alles Wissen zu vergessen; statt dessen versuchte ich mich von der Schuld des Konsums zu befreien. Die Einsamkeit wurde immer wichtiger, damit ich keinen Verrat begehen und womöglich gar etwas genießen konnte. Ich sah mich als Nonne oder Eisfee, außen kalt und innen gefroren. Das war Reinheit, denn nur reines Wasser friert. Die Kälte, die mir nie aus den Knochen gewichen ist, war das einzige Gefühl, das ich zuließ. Mein letztes Vergnügen war Masochismus und sein Widerschein auf den gepeinigten Gesichtern meiner Umwelt.

Eine und viele

Ich habe mein hungerndes Ich so beschrieben, wie ich es erlebt habe, eigentlich nicht *ein* Ich, sondern *viele,* jedes mit seinem eigenen Spiegelbild. Mein zweigeteiltes Ich zerfraß mich und lähmte mich gleichzeitig, da ich keine Lösung fand. Vielleicht empfinde ich die Gespaltenheit meines Ichs deutlicher, weil ich eine Zwillingsschwester habe. Ich fühle mich heute nicht mehr gespalten; wenn ich in den Spiegel schaue, sehe ich eine Frau, nicht einen dünnen Körper, dem ein dicker über die Schulter starrt. Wenn ich protestiere, will ich positiv vorgehen, anstatt zu streiken und mich zu verweigern. Heute kenne ich den Jungen und das Mädchen in mir, die ich durch Hunger nicht finden konnte; die Puritanerin in mir befriedige ich mit dem Vergnügen an harter Arbeit.

Ärzte und Freunde haben gemeint, ich fürchtete die dunklen Seiten in mir; ich hielte sie unter Verschluß, weil sie zu schrecklich seien. Vielleicht meinten sie damit meine Schwäche, meine Angst, mich vor anderen verletzbar zu zeigen. Aber ich bezweifle, daß es hilfreich ist, nur von einem Faktor zu sprechen, von einer Episode, einem Aspekt, den man verbergen will. Es ist mir schwergefallen, einen Ausdruck für meine verschiedenen Ichs zu finden, da andere erwarten, eine einheitliche Persönlichkeit präsentiert zu bekommen. Also wurde ich zu einem Ich, dem hungernden Ich in der Gefängniszelle, das die Welt ausschloß, ohne die Verbindung ganz abbrechen zu müssen. Von dieser vorteilhaften Position aus, frei von Pflichten, konnte ich die Außenwelt betrachten, ihre Werte beurteilen, mich ohne Zuschauer zurechtfinden und trotzdem meine Umwelt beeinflussen. Manchmal war ich den Medizinmännern richtig dankbar für ihren Stempel, der mich zum Außenseiter gemacht hatte.

Ich will Hungern nicht glorifizieren, weil ich diesen Weg aus Verzweiflung gewählt habe. Meine erste Reaktion danach war, alles zu leugnen und zu vergessen ... dann erinnerte ich mich, wie ich versucht hatte, alles andere zu vergessen und welche Armut es in mir erzeugt hatte. Ich habe zwar vorhin geäußert, daß ich mir jedes Vergnügen versagte – aber es gibt auch eine Freude, die daher rührt, daß man in seiner Verzweiflung schwelgt, und eine Befriedigung, mit der man sein Leiden genießt.

Ich habe bisher immer alles durch Konflikte erreicht, sonst schien es mir nicht erstrebenswert. Wenn die Welt keine Herausforderung mehr zu bieten hatte, fühlte ich mich gezwungen, mir selbst welche zu schaffen. Zu meinem Therapeuten habe ich einmal gesagt: »Ich will nicht mehr kämpfen. Ich bin es müde; schließlich könnte ich das, was ich will, auch einfacher haben«.

Er ist mit allen Wassern gewaschen, der Therapeut. Er antwortete: »Vielleicht haben Sie gerade diese Kämpfe gebraucht.«

Bilder der Magersucht

Die Prinzessin und die Popsängerin

Als Lady Di als Braut von Prinz Charles vorgestellt wurde, war sie weit von dem Bild einer perfekten Prinzessin entfernt, auch wenn uns die internationale Presse – königstreu – das Gegenteil weismachen wollte. Auf den Verlobungsfotos ist eine scheue junge Frau zu sehen. Sie hat einen wohlproportionierten Körper und jenen Pfirsichteint, den alle Reichen haben, die seit Generationen jagen, schießen, fischen und nur das beste Essen des Landes genießen.
Die Hochzeitsvorbereitungen und die künftigen königlichen Verpflichtungen wurden weltweit in der Presse breitgetreten. Man erfuhr, daß Lady Di sieben Kilo abnehmen mußte, um auf den Fotos ihres großen Tages besser auszusehen; es wurde geflüstert, daß die königliche Familie – wie passend für eine Familie von Pferdehändlern – eine gynäkologische Untersuchung verlangt hatte, um sicher zu gehen, daß die zukünftige Königin in der Lage ist, Kinder zu gebären.
Die Metamorphose Lady Dis – von der Kindergärtnerin der Oberschicht zur Märchenprinzessin – wurde zu einem der bekanntesten Fälle eines Mädchens, das in der modernen Zeit aufgewachsen ist. In einer Welt, in der sie mehr Anhänger als jeder Popsänger und jeder Filmstar haben würde, mußte sie sorgfältig auf diese Rolle vorbereitet werden. Sie mußte zur perfekten Frau werden: als Ehefrau, Mutter und mögliche Königin; aber sie mußte auch die erfolgreichste Persönlichkeit in den Medien unserer Zeit werden. Ich habe für das Königshaus nichts übrig, aber es scheint mir doch sehr viel, was man von ihr verlangte. Mit ihren 21 Jahren wurde Lady Di alles auf einmal: Ehefrau, Prinzessin und Mutter. Sie hat auch stark abgenommen.
Als ich sie im Fernsehen bei einer Schiffstaufe sah, wußte ich sofort, daß sie sich – wie ich – im Hungerstreik befand. Ich konnte ihre Knochen unter dem dicken taillierten Mantel erkennen, bemerkte ihre eingefallenen Wangen und ihre abwesenden Augen. Sie sah so aus, wie ich mich fühlte. Einige Wochen später war in den Klatschspalten

zu lesen, daß Prinzessin Di krank war und an »der Schlankheitskrankheit, der Magersucht« leide. Unter dem Deckmantel des Mitleids für die arme Lady, die einfach zu sehr zum Abnehmen gedrängt worden war, wurde dieses saftige Stückchen Insidernachricht weitergetratscht. Jedermann wußte dazu etwas zu sagen, ob es nun Psychologen oder Psychiater oder Ärzte waren, sogar die Kummerkasten-Tanten, Meinungsmacher und Chefredakteure durften ihren Senf dazugeben. Einige Ex-Magersüchtige wurden hervorgekramt; sie gaben der gierigen Lesergemeinde detaillierte Beschreibungen mit Einzelheiten, die keiner der Leser je über sich verraten würde.
Mit der Zeit ließ die Presse das Thema fallen. An seine Stelle trat ein mörderisches Gerangel darüber, welche Zeitung die Privatsphäre der königlichen Familie am stärksten verletzt hatte. Aber zu dem Zeitpunkt war die Magersucht längst publik.
Bei der Zeitung, für die ich arbeitete, wurden alle Tageszeitungen ausgewertet. »Sieh nur«, sagte eines Morgens unser Radioredakteur, »Prinzessin Di hat dasselbe wie du. Du befindest dich in bester Gesellschaft.«
Daisy, die Fotoreporterin, las begierig jeden Artikel, um Hinweise zu finden, die mir helfen könnten. Ich las sie auch alle. Ich war fasziniert, wie die Welt eine berühmte Frau im Hungerstreik betrachtete; und ich war gefesselt davon, welche Bilder die Öffentlichkeit von der Magersucht zeichnete. Die Zeitungen berichteten detailliert über die gefährliche, manchmal tödliche Krankheit. Populärwissenschaftlich wurde erklärt, daß die Opfer Angst hätten, erwachsen zu werden, keinen Sex wollten, zu stark an ihrem Vater, ihrer Mutter, ihrem Daumen oder ihrem Teddybären hingen, um normale, erwachsene Frauen zu werden. Die Opfer wurden zum Beweis für Ausmergelung, Unterernährung und Überessen gemacht. Es wurde gewarnt, daß die Krankheit epidemieartige Ausmaße annimmt.
Niemand wußte so recht, warum. Man sprach von der »Schlankheitskrankheit«, und die Kritik wuchs, daß junge Frauen zu sehr auf schlank getrimmt werden und dadurch diese eigentümliche Reaktion entstanden sei (und das von Zeitungen und Fernsehstationen, die daran verdienen, daß sie zuerst Essen lancieren, das dick macht, und dann die Diätprogramme propagieren, die wieder schlank machen sollen).

Die seriöseren Zeitungen und einige Frauenzeitschriften interviewten berühmte Spezialisten für Magersucht, die von den Familien und deren Bedeutung für die Krankheit sprachen. Als Therapie empfahlen sie fast ausnahmslos einen Krankenhausaufenthalt.

Ein Großteil der königlichen Familie hält Diät; kein Wunder – bei den vielen offiziellen Anlässen, zu denen sie essen müssen, sind sie daran gewöhnt, Essen nur sehr vorsichtig zu genießen. Und doch ist niemand anders in der Familie vom Schlanksein so besessen. Warum ausgerechnet Di? Millionen von Frauen in Großbritannien halten ständig irgendwelche Diäten ein, was man an den Umsätzen der Gesellschaften sehen kann, die Diätkost oder Schlankheitsfibeln verkaufen. Die meisten dieser Frauen scheinen an einem bestimmten Punkt wieder aufhören zu können, auch wenn sie selten so viel abgenommen haben, wie sie wollten. Warum hat bloß keine Zeitung die richtigen Fragen zur sogenannten Schlankheitskrankheit gestellt?
Ich glaube, Prinzessin Di hat einfach nur auf das Bild, das man von ihr schaffen wollte, reagiert, obwohl ich nicht bezweifle, daß sie anfangs gerne dabei mitgemacht hat. Nachdem sie einmal zur perfekten Prinzessin geworden war und einen königlichen Erben geboren hatte, was blieb ihr da noch zu tun? Wo konnte sie sich selbst entdecken? Was verbarg sich hinter all den Diamanten, der Seide, den Pelzen?

Ungefähr zur gleichen Zeit tauchten Berichte über die junge Pop-Sängerin Lena Zavarone auf, die ebenfalls wegen der »Schlankheitskrankheit« in einem Londoner Krankenhaus behandelt wurde. Die Zeitungen drangen in ihr Privatleben ein und verfolgten, angeblich im öffentlichen Interesse, ihre Fortschritte; sie belagerten ihre Familie, um herauszufinden, ob Lena jemals wieder singen werde. Lena war die Paradelektion für jedes junge Mädchen: Star-Ruhm hat seinen Preis.
Über Weihnachten durfte sie aus dem Krankenhaus nach Hause, wo mit versteckten Kameras aufgenommen wurde, wie sie im Garten frierend in einem übergroßen Mantel darauf wartete, mit ihrer Familie ein paar Happen vom Festbraten zu essen.
Sie tat mir auch leid. Der Hungerstreik ist ein offener Ausdruck des

Leidens. Aber die Streikende versucht gleichzeitig, sich einen eigenen Raum zu verschaffen; diese exponierten Frauen müssen sich noch verletzlicher gefühlt haben als ich. Ich konnte mich zumindest nachts in meinem Elternhaus allein in mein Elend verkriechen. Sie aber waren gezwungen, in dem Image weiterzuleben, das sie abzulegen versuchten.

Die Prinzessin und die Pop-Sängerin sind etwas Besonderes – aber sie könnten uns allen etwas zu sagen haben. Seht mich an! Ich bin eine Persönlichkeit, nicht das Abbild einer Frau, die ihr euch wünscht. In den sogenannten Image-Berufen gibt es offenbar besonders viele Hungerstreikende, vielleicht aber sind sie dort nur deutlicher zu erkennen: Schauspielerinnen, Ballettänzerinnen, Mannequins ... Auf diesem Gebiet ist die Rolle der Frau, nicht nur ihr Aussehen, sondern auch ihre Lebensweise, am klarsten definiert und steht am stärksten im Blickpunkt der Öffentlichkeit.

Viele Leute des öffentlichen Lebens sind insgeheim Trinker oder drogensüchtig. Aber das wirkt sich destruktiv auf die Arbeit und das Aussehen aus, wie Frauen wissen. Der Hungerstreik ist letztlich ebenso destruktiv; aber es gibt einen schmalen Grat zwischen dem Nicht-mehr-Können und dem Mit-dem-Image-weitermachen-Müssen. In solchen Berufen wird es akzeptiert, daß Frauen sehr dünn sind, solange sie weiterfunktionieren; nur hin und wieder gibt es einen Kommentar dazu.

Düstere Berichte über die Leiden des Hungerns oder die zwanghaften Esser nützen wenig, um zu klären, warum Frauen es tun und wie das Problem zu lösen wäre. Pseudopsychologische Interpretationen sind meist für die Interpreten befriedigender als für irgend jemanden, der sich im Umfeld der Hungerstreikenden befindet. Wenn Ärzte in den Massenmedien ein Heilmittel empfehlen, so gibt das nur den Medizinmännern eine größere Publizität und einen besseren Status. Der Hungerstreik läuft Gefahr, durch diese übertriebene Diskussion in Mode zu kommen, wenn die Leute nicht endlich einen vernünftigen Versuch machen, zu verstehen, was der Hungerstreikende ausdrücken will. Die Menschen müssen sich endlich klarmachen, daß es eine sehr individuelle Frage ist und eigentlich nur die Frau als Individuum betrifft.

Das Gespenst der ewigen Jugend

Wenn das Hungern ein Protest gegen den Zwang war, die Rolle einer erwachsenen Frau zu übernehmen, war es gleichzeitig auch eine schneidende Antwort angesichts der Unmöglichkeit, die ideale ältere Frau zu sein.

Gleich der Prinzessin und der Pop-Sängerin, die aufgebaut werden, damit wir etwas zum Bewundern und Nachahmen haben, wird auch die ewig-jugendliche Filmschauspielerin nicht wegen ihres Talentes hochgejubelt, sondern einfach wegen ihrer Fähigkeit, jung zu bleiben. Die Massenmedien sind voller Details darüber, wie z. B. Jane Fonda, Joan Collins und andere Grandes Dames des modernen Olymp, ihre Figur in Form und ihre Gesichter jung erhalten.

Ein bemerkenswertes Charakteristikum dieser neuen Göttinnen über 40 ist, daß sie, in den Augen einer Frau, davon besessen sind, ihre mädchenhafte Schlankheit zu erhalten. Sie repräsentieren die unerreichbare und unwiderstehliche Kombination aus weiblicher Erfahrung und jugendlicher Elastizität und Schönheit. Sie führen vor, daß wir uns regelmäßig einen neuen Modestil zulegen müssen, unseren Körper neu in Form bringen müssen, um wie neu wieder auf der Bühne des Lebens zu erscheinen.

Während meines Hungerstreiks – einer Zeit der Schwebe zwischen meiner ersten Regel und dem Klimakterium – ist es mir zeitweise gelungen, alterslos zu erscheinen. Mit meinem Fleisch verschwand der Beweis für meine Jahre. Das Alter von Knochen kann man nicht erkennen, das Alter des Fleisches nur zu gut. Vielleicht konnte ich auch die Fesseln, die das Altern für Frauen bedeutet, loswerden, wenn ich den fleischlichen Beweis der mittleren Jahre leugnete. Die Reduktion auf eine kindliche Erscheinung war jedoch eine Illusion; obwohl mein Körper mehr einem Kinde glich, zeigte mein Gesicht sehr bald Spuren der Mangelernährung. Trockene Haut erzeugt neue Falten. Auf der Oberlippe wuchs mir der Flaum eines dunklen Schnurrbarts. Aus den Büchern erfuhr ich, daß ein solcher Haarwuchs bei fehlendem Eisprung entsteht. Ich sah verwelkt aus, wie viele Frauen, die jahrelang exzessiv Diäten hielten.

Es ist mir allerdings gelungen, ein anderes schwieriges Problem, das sich jeder erwachsenen Frau stellt, zu umgehen: den Wunsch nach

einem eigenen Kind. Es gab keine Möglichkeit, schwanger zu werden, denn durch das lange Hungern hatte ich zwei Jahre lang keine Menstruation. Meine Mutter hielt mir immer wieder vor, daß ich durch die Magersucht meinen natürlichen Aufgaben als Frau nicht nachkommen würde; ich hätte Angst, Mutter zu werden, unterstellte sie mir. Vielleicht war das wahr; ich hatte sicherlich Angst davor, selber wie meine Mutter zu werden oder eine Beziehung zu einem Kinde, wie meine Mutter zu mir, zu haben. Indem ich mich weigerte, fruchtbar zu sein, habe ich meiner Mutter die Bestätigung ihrer eigenen Entscheidung verweigert. Es bereitete mir ein diebisches Vergnügen, ihr zu sagen, daß es mir gleichgültig wäre, ob ich unfruchtbar sei. Ich konnte nicht für mich selbst sorgen und konnte mir deshalb auch nicht vorstellen, für ein Kind Sorge zu tragen.
Als Teenager wollte ich wie die Mannequins in den Modezeitungen aussehen. Irgendwie habe ich das nie geschafft, und später vergaß ich diesen Wunsch. Im Hungerstreik habe ich mich endgültig all dieser jungen Frauen entledigt, die das Gespenst der ewigen Jugend hochhielten.
Heute scheinen sie mir nur als dunkle Bedrohung zu posieren. Ihnen nachzueifern heißt: hungern; sie abzulehnen kann ebenso einen Hungerstreik fördern, weil man dadurch gegen ein weibliches Image protestiert, das die meisten von uns nicht erreichen können.

Den Teufel austreiben

Ich konnte mich nicht mit der Prinzessin, der Pop-Sängerin oder den alterslosen Göttinnen von Film und Fernsehen identifizieren, wenngleich ich sehr gut verstand, welche Zwänge sie in den Hungerstreik getrieben haben. Sie repräsentierten das Image einer Frau, dem ich nie nachgejagt bin. Wenn ich nach eigenen Vorbildern gesucht habe, habe ich das ausschließlich in der Literatur getan.
In den Briefen und Biographien von Dichtern habe ich viel mehr über die Besessenheit, die mich plagte, erfahren, als in all den klinischen Berichten über Magersucht. Außerdem war ich überrascht, als ich entdeckte, wie viele Künstler in Dissonanz mit ihrer Welt gelebt haben oder ihre Kreativität nicht entfalten konnten und das durch Verweigerung der Nahrungsaufnahme zum Ausdruck gebracht haben.

Als Virginia Woolf ihre leidenschaftliche Verteidigungsrede schrieb, daß jede Dichterin einen Raum für sich benötige, meinte sie nicht nur den physischen Raum für eine ruhige und fruchtbare Arbeit, sondern auch den geistigen Raum und die Freiheit zu schreiben. Ich will nicht behaupten, daß alle Frauen, die magersüchtig sind, gleichzeitig potentielle Virginia Woolfs sind. Aber ich glaube, daß jede kreative Kräfte besitzt, und der Hungerstreik kann das Fehlen eines solchen Raumes zum Ausdruck bringen. Dies fand ich in verschiedenen medizinischen Fachbüchern bestätigt, die beschrieben, daß weibliche Magersüchtige ehrgeizig sind, sich an kreativen Arbeiten versuchen, hohe Ideale haben und strenge Maßstäbe für sich und andere setzen.

Die Briefe und die Lebensgeschichte von Virginia Woolf enthielten noch viele andere Anregungen. Ich entdeckte, daß sie über lange Zeiten gehungert hat. Ihr Biograph, Quentin Bell, beschrieb das so: Sie hörte Stimmen, die sie zu Narrheiten verleiteten. Sie führte das auf zuviel Essen zurück und beschloß, sie müsse hungern. Leonard Woolf, ihr Ehemann, schrieb: Es war äußerst schwierig, sie dazu zu kriegen, wenigstens so viel zu essen, daß sie kräftig und gesund blieb.

Oberflächlich besehen kann man sagen, daß sie an einer (ziemlich unnötigen) Angst vor dem Dickwerden litt. Aber es gab noch einen anderen, tieferen Grund. In ihrem Hinterkopf oder in einer Ecke ihres Magens muß es ein Verbot zu essen gegeben haben.

Zum Glück für die Literatur und zum Glück für uns hat man Virginia Woolfs Genie nicht durch medizinische Zwangsernährung ausgehungert. Sie wird wegen ihrer großartigen Werke verehrt, nicht wegen ihrer eigenartigen Eßgewohnheiten.

Was ist nun mit dem anonymen Teenager, dem im Krankenhaus der Stempel »magersüchtig« aufgedrückt wird? Gibt es irgend jemanden in ihrer Umgebung – einen Lehrer, einen Familienangehörigen, einen Arzt – »der etwas anderes mit ihr assoziiert als: »die Magersüchtige«. Gibt es jemanden, der sich überlegt, daß sie noch etwas anderes sein könnte? Und sagt ihr das jemand? Oder sehen alle nur auf den Stempel, auf den ausgehungerten Körper und reden darüber, wieviel sie letztes Mal gewogen hat und wieviel sie nächstes Mal wiegen sollte; und was sie essen müßte, um das zu erreichen, was sie als ein befriedigendes Gewicht ansehen? Wenn sie wirklich nur auf diesen Stempel achten – nach meiner Erfahrung passiert das jeder Magersüchtigen –, negieren sie ihre kreativen Kräfte und ihre Fähigkeit, aus dem Teufelskreis »Essen oder Nicht-Essen« auszubrechen. Wir sind alle mit kreativen Fähigkeiten geboren: sogar das Mädchen, das wie ein verlorenes Häufchen Knochen auf ihrem Krankenhausbett sitzt.

Aus den Biographien großer und berühmter Leute kann man aber noch mehr über Essen, Phantasie und Hungern lernen. Virginia Woolf z. B. war von Teufeln geplagt, die sie durch Hungern auszutreiben versuchte. Sie war damit nicht allein. Lord Byron, der König der englischen romantischen Dichter und der mutige Kämpfer für die griechische Befreiung, litt unter Ähnlichem. In zeitgenössischen Berichten wird er meist hungernd oder fressend dargestellt. Auch er schrieb darüber, daß er einen Teufel aushungern wollte.

Der Teufel, den sie fürchteten, war mir bekannt. Ich habe schon darüber geschrieben, daß ich mich selbst als Opfer eines Fluches empfand: ein KZ-Kind, wie mich meine Tante beschrieb. Ich sah mich als den Inbegriff aller Leiden meines Volkes, das von den Nazis in den Konzentrationslagern zu Tode gehungert worden war. Ich war die Inkarnation des Teufels (oft dargestellt mit den Hörnern eines Ziegenbockes): der Teufel, der ausgetrieben und vernichtet werden muß, um die übrige Welt zu retten.

Die jüdische Religion hat ihre eigenen Teufel. Einer davon hat mich ganz besonders verfolgt. Er heißt Dybbuk und taucht vor allem in der jüdischen Literatur Osteuropas auf. Meine Eltern stammen aus Osteuropa.

Der Dybbuk ist ein Teufel ganz besonderer Art: Er verfolgt junge Mädchen. Ja, junge Mädchen, die kurz vor dem Erwachen ihrer Sexualität stehen! (Genau zu dem Zeitpunkt also, da die Magersucht zum ersten Mal auftritt.) Diese armen unschuldigen Kreaturen sind so besessen von ihm, daß sie sich nackt ausziehen, wild tanzen und gottesfürchtige Männer verführen wollen.

Der Dybbuk hat natürlich einige Ähnlichkeit mit der Schlange, die Eva verführte. Er muß ausgetrieben werden, weil er wie eine Seuche ist, die die Menschen von Gott entfernt.

Die Geschichte der Juden in Mittel- und Osteuropa ist reich an Berichten über rituelle Dybbuk-Austreibungen, die die Mädchen manchmal überlebten, manchmal starben sie auch daran. Ich wollte ein braves, kleines Mädchen sein, ich wollte meinen Eltern, meinen Lehrern, meinen Freunden alles recht machen, aber der schreckliche Teufel Dybbuk stand mir dabei immer im Wege. Weil es den Eltern und den anderen recht zu machen so oft in direktem Widerspruch zu anderen Impulsen stand: alles erfahren zu wollen, das Universum selbst in den Griff zu kriegen, nichts vom Leben zu versäumen. Ich wollte nicht nur für meinen Körper Nahrung haben: Ich wollte alles auskosten. Ich wollte Sex, nicht nur Fortpflanzung: Ich wollte alle sexuellen Genüsse empfinden. Ich wollte leben, nicht nur Wissen sammeln, sondern in den Worten schwelgen, mich durch die Sätze der Autoren rollen, ich wollte mich dem Wunder der Phantasie anderer restlos hingeben. Ich wollte schreiben, nicht nur, um leere Räume zu füllen, sondern wunderbare Prosastücke, die die Schranken der konventionellen Form brechen, oder diamantbesetzte Gedichte in letzter Perfektion schaffen. Aber wie weit ist das vom kleinen, braven Mädchen entfernt? Wie weit vom göttlichen Wesen, das das Ideal aller jüdischen und christlichen Religionen ist? Wie weit vom Puritaner, der allen Versuchungen widersteht!

Und die ganze Zeit, hoch über uns, steht ein gestrenger Gott, der sagt: Du sollst nicht! Du sollst nicht: nur zum Vergnügen essen, du sollst nicht: nur zum Vergnügen ficken, du sollst nicht: nur zum Vergnügen leben, du sollst nicht: nur zum Vergnügen schreiben ... du sollst nicht, du sollst nicht, du sollst nicht ...

Du sollst dem Teufel, der Eva mit dem Apfel verführte, widerstehen. (Nur ein Apfel, würde ich sagen, nur ein Apfel pro Tag kann mir sicher nicht schaden, aber wenn ich dann den Apfel angesehen habe, wußte ich, daß selbst der winzig kleinste Cox-Orange – Apfel die Schleusen öffnen würde und ich für immer in das Verlangen nach Essen stürzen würde ...)

Deshalb habe ich gehungert, um den Teufel auszuhungern; denn nur wenn ich mir alle Vergnügen des Lebens versagte, durfte ich hoffen, vor Verführung geschützt zu sein. Ich tauschte die Verführung für eine Wüste, in der es kein Essen, keine Leute, keine Propheten, keine Heiligen, keine Künstler und keine Sünder vor mir gegeben hatte. Um es kurz zu sagen: Wo es kein Vergnügen gab.

Eine Auswahl aus dem Rotbuchprogramm

Christel Dorpat, *Welche Frau wird so geliebt wie du*
Eine Ehegeschichte
Rotbuch 263. 136 Seiten. DM 10

Hanna Levy-Hass, *Vielleicht war das alles erst der Anfang*
Tagebuch aus dem KZ Bergen-Belsen 1944–45
Mit einem Gespräch 1978
Rotbuch 191. 112 Seiten. DM 7 (Abo 6)

Wolfgang Pohrt, *Ausverkauf*
Von der Endlösung zu ihrer Alternative
Rotbuch 224. 144 Seiten. DM 9 (Abo 8)

Vera Kamenko, *Unter uns war Krieg*
Autobiographie einer jugoslawischen Arbeiterin
Rotbuch 180. 112 Seiten. DM 8

Christel Neidhart, *Niemand soll mich so sehen*
Protokoll einer Pflege
Rotbuch 271. 96 Seiten. DM 9

Christian Geissler, *Wird Zeit, daß wir leben*
Geschichte einer exemplarischen Aktion
Rotbuch 154. 240 Seiten. DM 14

Marianne Herzog, *Nicht den Hunger verlieren*
Rotbuch 232. 192 Seiten. DM 12

Pascal Bruckner, *Das Schluchzen des weißen Mannes*
Europa und die Dritte Welt – eine Polemik
Rotbuch 293. 216 Seiten. DM 18 (Abo 17)

Mike Muller, *Heile und herrsche*
Gesundheit in der Dritten Welt und die Politik der Pharma-Industrie
Rotbuch 272. 224 Seiten. DM 16 (Abo 15)

Karen Margolis, geboren 1952 in Salisbury, Rhodesien (Harare, Zimbabwe), kam mit neun Jahren nach London, wo sie bis 1983 lebte und arbeitete – letzteres vor allem als Journalistin und Redakteurin bei verschiedenen Verlagen und Zeitschriften. Sie lebt heute in Berlin (West).

»Schreiben«

Schrieb mir meine Zwillingsschwester
Auf ein Plakat von Virginia Woolf,
Eine Verlagsreklame:
Ein Zimmer für sich allein.

Trauriges Porträt
Virginia fast jungfräulich,
Durchsichtig
Eine Vorahnung der Selbstzerstörung.

Befehl:
SCHREIBEN
Ich muß . . .
Ich kann nicht aufhören
Schaffenszwang.

Eingekerkert, unterdrückt
Ich kann nicht essen
Sie nennen es Anorexie.

Gefesselt, eingeengt
Ich kann nicht schlafen
Sie nennen es Insommnie.

Beweglich wie Quecksilber
Ich kann nicht ruhig bleiben.
Sie nennen es Hypermanie.

Ich nenne es Ausweg.